Dr. med. Helmut Förster

Heparin
für Lohengrin

Erste Hilfe bei verpatzten
Auftritten innerer Organe

Meinen Patienten,
meinen Freunden
und meiner Familie

KLARTEXT

Die Titelabbildung und
alle Abbildungen im Buch: NEL
(mit freundlicher Genehmigung
der RUHR REVUE)

Einige der in diesem Buch abgedruckten Texte
und Karikaturen wurden bereits in der
RUHR REVUE/Essener Revue veröffentlicht.

1. Auflage Januar 2011

Satz und Gestaltung:
Klartext Medienwerkstatt GmbH, Essen

Umschlaggestaltung:
Volker Pecher, Essen

Druck und Bindung:
Griebsch & Rochol Druck GmbH & Co. KG, Hamm

© Klartext Verlag, Essen 2011
ISBN 978-3-8375-0468 2
Alle Rechte vorbehalten

www.klartext-verlag.de

Inhaltsverzeichnis

Vorwort

Liebe(r) Genießer(in) der großen medizinischen Enzyklopädie »Heparin für Lohengrin«! Sich krank zu lachen oder gar tot zu lachen wäre für mich nach meinen bisherigen Lebenserfahrungen kein unbedingt anzustrebender Zustand, zumal mir auch der Prozess dahin äußerst brutal erscheint.

Ich empfehle allen, die dieses Buch »Heparin für Lohengrin« von meinem hoch geschätzten Kollegen Dr. Helmut Förster lesen, in ihrer Pfarrgemeinde doch noch mal nachzufragen, ob der Blasiussegen auch beim Lesen von Büchern eine ausreichende Prophylaxe darstellt und ob man ihn nicht besser noch mal auffrischt. Endlich mal ein Chefarzt, der Medizin aus einem Blickwinkel betrachtet, der mir äußerst sympathisch erscheint. Vom Lampenfieber bis zum Gallenstein, vom Husten bis zum Methanpupsen hat Dr. Förster die Themen belegt, die nicht nur für medizinische Laien Aufklärungscharakter haben.

»Heparin für Lohengrin« ist für mich die gelungene Gratwanderung zwischen Humor und wichtigen medizinischen Erkenntnissen von einem Mann, der selbst der bekennenden Glatze endlich ein Forum gibt.

Auch dafür meinen Dank,
Ihr Dr. med. Ludger Stratmann

Alle Sinne beieinander?!

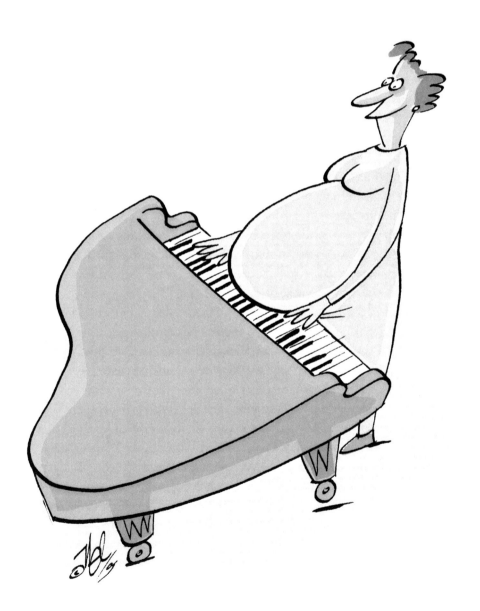

Ohrenschmaus
und Augenweide

Entweder war die Oper ein »Ohrenschmaus«, die Schauspielerin eine »Augenweide« – oder es war »zum Kotzen«; noch banaler: »Sch…!«; »Stunksitzung«, alles Verdauung! Wie kommt's? Kunstkritiker sind eben meistens Gourmets.

Was hat aber Hören und Sehen mit Schmausen und Weiden zu tun? Das Gehirn transformiert alle Sinnesinformationen in Nervenströme, egal, ob sie nun aus der Kehle des Sängers oder vom Beleuchter stammen. Riechen und Schmecken ist uns Säugern angeboren, sonst fänden wir nie die Mutterbrust.

Zuhören und Hinsehen, damit tun wir uns schon schwerer. Das muss man echt lernen. Schmecken liefert aber nicht nur süß-sauere, sondern ganz erstaunlich präzise Erkenntnisse über die Umwelt. Darum schwupp – alles ins Babymündchen. Begreifen ist erst einmal Beschmecken, daher bestimmen die chemischen Sinne zwangsläufig, wo es lang geht, sie werden zum »ästhetischen Urmeter« für alle anderen Sinne. Und so bleibt das auch. Um etwas wirklich zu verstehen, muss man es gefressen haben.

Das gilt für das Examen und den Partner, den man nicht umsonst zum Fressen gern hat. Die Liebe beginnt bekanntlich mit einer olfaktorischen und dann einer orale Phase. Küsse schmecken bekanntlich süßer als Wein. Und riechen muss man sich können. Funktioniert auch im Dunkeln, sollte man vor Liebe blind sein.

Aber nicht nur der Liebestraum, auch der Musikgenuss bringt Verzückung. Boostern lässt sich das Ganze allerdings durch psychoaktive Substanzen aus speziellen Pflanzen und Pilzen. Kein Wunder, dann singen alle wie Callas und Carrera und der Intendant liegt im Budget.

Glücksgefühle reihenweise wollen auch englische Operfans. Daher nehmen zwölf Prozent sicherheitshalber vor der Vorstellung halluzinogene (Wahn erzeugende) Pilzdrogen. Traut man eigentlich nur Hip-Hoppern und Disco-Gängern zu, machen aber auch leidenschaftliche

Wagnerianer. Kein Musikstil scheint übrigens gefeit gegen Glücksdrogisten, außer den Musicals. Für den Kulturhauptstädter muss es auch ein Glas Rotwein u/o eine Zigarette tun! Doch Nikotin als bürgerlich akkreditierte Droge gerät immer mehr an den Rand der Diskriminierung. In speziellen Räucherkammern, deren Schadstoffkonzentration dem eines Hochofenabstichs entspricht, werden sie in das kommunikative Abseits gezwungen. Einziger Vorteil, man kann dort Carmen treffen!

Da lob ich mir die seriöse und kontaktfördernde Droge Alkohol, wirkt beim ersten Schluck, ganz wichtig für die kurze Pause. Rauchen geht doch gerade noch zu Hause!

Wie macht man
ein Musik-Genie?

Sie meinen, Super-Talente wie Bach oder Mozart fielen einfach so vom Himmel voller Geigen? – Weit gefehlt!

Beide kamen aus Familien mit musikalischen Genpools – wie so viele berühmte Komponisten und Star-Interpreten. Aber wir leben ja im Zeitalter der Humangenetik und deshalb ist eigenes Talent nicht mehr der einzige Weg, an hoch musikalischen Nachwuchs zu kommen.

Ja, richtig: Otto und Lieschen Normalphilharmoniker können nämlich ihre »Glücksgefühle« reihenweise ins eigene Erbgut einbauen. »Epigenetik« nennt man das.

Und Epigenetik ist gar nicht schwer: Mami muss nur oft genug die geeigneten Konzerte besuchen. Aber, das sei gestanden, besser rechtzeitig, will sagen: am besten schon am Tag danach, wenn Sie wissen, was ich meine. Spätestens aber, wenn Embryo mithören kann. Schließlich gibt es jetzt neben Beckenbodentraining und Paar-Atmen eigens pränatale Konzerte:

In Düsseldorf, wo die Frauen bekanntlich die Spirale ablehnen, weil es sie noch nicht von Cartier gibt, heißen diese Konzerte ganz betörend »Ultraschall«. Auch Ultraschall geht ganz einfach: Harfenistinnen und ähnlich zart besaitete KünstlerInnen setzen das Fruchtwasser der werdenden Genie-Mütter in wohl temperierte Schwingungen, worauf die Babys intrauterin in Wonne geraten.

Auch Düsseldorfer Mamis sind hier ganz mainstream: Sie schwören auf Weltmeister Mozarts Wohlklänge und vor allem auf »Eine kleine Nachtmusik«.

Wagner? – Nein, Wagner eher nicht, jedenfalls nicht heroisch und fortissimo. Denn dann strampelt der Nachwuchs wie beim echten Ultraschall. Das Mozärtliche dagegen verknüpft die heranreifenden Musikneuronen im embryonalen Hörzentrum zur harmonischen Hardware des späteren Philharmonie-Abonnenten. Musik geht eben nicht nur ins Blut, sondern auch in die DNS, in die Partitur der Vererbung.

Auch postpartal sollte »Klein-Amadé« frühstmöglich an die Musik heranrobben; machen wir uns schon einmal auf das neue Bild unserer Musentempel gefasst: reihenweise *Toddlers* und dazwischen die genetisch Verantwortlichen! Wenn nur die generationsübergreifenden Glücksgefühle nicht durch Musik aus den Windeln gestört würden ...

Leer-Stücke

Theater – das wissen wir von Friedrich Schiller – ist eine Lehranstalt. Für Moral. Aber ob der Regimentsmedicus Schiller etwas gegen medizinische Fortbildung auf der Bühne gehabt hätte? Nur mal so als Beispiel: Don Giovanni. Sein Sex im Beichtstuhl ist eigentlich eine Abrechnungsnummer für einen Orthopäden und erinnert zumindest stark an die Liebe zu Zeiten der Isetta. Aber da waren die Ausübenden auch noch jünger. Heute würde das beim fraglichen Personenkreis unweigerlich zu Schäden am Bewegungsapparat führen und teure Krankengymnastik und »Anschlussheilverfahren« nach sich ziehen.

Oder nehmen wir Mahagonny, die Stadt, in der man »alles dürfen darf«. Mental sicher ganz verlockend; doch wohin mit den Körperausscheidungen? Bühnentechnisch ist das eine Herausforderung, für das Publikum eine Provokation. Der Bankdirektor und seine Gemahlin haben ja meist keinen Aufbaukurs in Intensivmedizin absolviert und kennen sich folglich nicht aus im Umgang mit Dauerkathetern, großen Stuhlmengen und unüberhörbaren Magenentleerungen.

Ach, Hippokrates! Deine Lehre von den Körpersäften war über Jahrhunderte Standard in der Medizin. Aber konntest du denn ahnen, dass sie im 20. Jahrhundert ein Deutscher für die Bühne bearbeiten würde! Robert Gernhardt war's!

Säfte wie Erbrochenes, Sperma, Tränen, Schweiß und Urin sind nun dramaturgische Ausdrucksmittel eines modernen Regisseurs. Nur der Darminhalt fehlt im Kanon. Warum – das kann man den Erfinder der reanimierten Säftelehre leider nicht mehr fragen. Dafür wissen wir, welche Sekrete er welchen Bühnengenres zuordnete: Es sind fünf – Porno, Melodrama, Horror, Spannung und Komik. Und jedes Genre will nach Gernhardt eine bestimmte Ausscheidung herbeiführen: »Das Melodrama will Tränen, der Porno Sperma, der Horror das Erbrechen, die Spannung den Schweißausbruch. Die Komik will zweierlei: Entweder soll sich der Mensch vor Lachen bepissen oder Tränen lachen.«

Eine kathartische, sprich reinigende, Implikation ist nicht zu übersehen. Der Mensch hat nun einmal die Neigung, Ausscheidungsvorgänge mit Gefühlen zu versehen, vielfach auch mit angenehmen. Selbst dem Erbrechen lässt sich eine gewisse Erleichterungswirkung nicht absprechen. Wasserlassen führt bekanntlich zu einer prompten Entspannung, die Samenspende gar zu Befriedigung und im äußersten Fall zu Glücksgefühlen.

»Alle fünf Genres«, so Gernhardt, »wollen den Konsumenten eindeutig außer Gefecht setzen.« Das klappt bei manchen Inszenierungen ja auch prompt: Das Publikum flieht den Saal spätestens in der Pause. Auch dies eine Entleerung – nur dass der Saal hier nicht der Darm und das Publikum – pardon – »kacke« ist. Dem Saal kann das egal sein, den Veranstaltern nicht.

Daher sei ihnen nahe gelegt, zur Premiere des nächsten Kotz- und Fäkalstückes die klinischen Semester der umliegenden Unis einzuladen, die sicher wertvolle Anregungen für ihr Examen bekommen. Die Abonnenten können sich derweil ja am kultivierten Premieren-Stauder erfreuen! Was übrigens unbedingt systemerhaltend ist: Denn wer was ausscheiden will, muss bitteschön erstmal was einführen.

Berlusconis
Bauchfett

Topmodels sind in der Regel rappeldürr. Fett ist fatal fürs Geschäft mit dem Fleischlichen; es muss weg – auf Biegen und Brechen. Aber Fett ist ein Trickser, es schwindet genau da, wo es am dringendsten gebraucht wird: am attraktiven Busen, am edlen Hüftschwung. Denn bei Licht besehen, weibliche Schönheit geht gar nicht ohne, ohne Fett!

Denn Fett ist ein Künstler, ohne Fett fältelt die Haut, und noch schlimmer, der Busen welkt, ein hohlwangiger Hungerhaken stakst auf Storchenbeinen.

Da lob ich mir die gute alte Zeit, als Germaniens Models noch alle rund und pummelig waren. Topmodel »Venus von Willendorf«, geschnitzte Träume eines Steinzeitjägers. Heute eine »Venus von Kilo«, sicher nicht ohne Grund, bot sie doch die Chance, gut durch den harten Winter zu kommen. Warum heute dieser vitale Frauentyp aus der Mode gekommen ist, kann kein Mann so richtig erklären, bis auf die Mullahs, die sollen es immer noch mollig mögen!

Doch Fett ist nicht gleich Fett, es geht wie gesagt um den rechten Fleck. Der Standort der Fettnäpfchen macht nicht nur attraktiv, sondern auch gesund. Die typisch weibliche Fettverteilung ist birnenförmig, malerisch auf Hüften und Po modelliert. Dabei ist die reine Anzahl der Fettkilos relativ unwichtig. Der Bauch wird wohlweislich ausgespart, er ist reserviert als Stauraum für den Nachwuchs.

Die typische männliche Fettverteilung ist apfelförmig und bauchlastig. Aber auch nicht ohne eiszeitlichen Grund. Er war der Überlebenskünstler für die ganze Familie. Also beileibe auch kein Selbstzweck oder Zeichen einer egoistischen Kalorienbeschaffung! In der Steinzeit konnte Papa dank dieses Wintervorrats jederzeit und sofort »ante portas«, nämlich dann, wenn Nachschub, sprich das Mammut, vorbei kam. Das Bunkerfett war in ständiger metabolischer Alarmbereitschaft, seine flinken Bauch-Fettsäuren war das »Super plus« für

Höchstleistungen und ermöglichte der Muskulatur auch zu Weihnachten das notwendige Jagdglück. Die Eiszeit ist vom Eisschrank abgelöst, das Mammut ausgestorben, warum also sollten Männer noch draußen herumrennen und Fettsäuren verbrennen?! Die Familien-Lebensversicherung hat die Allianz übernommen. Doch der ständige Appetit ist geblieben. Tröstlich das wohlwollende Verständnis von Politikern und Dichtern:»Lasst dicke Männer um mich sein!«, konstatiert Shakespeares Caesar. Doch für ihre selbstlose metabolische Einsatzbereitschaft zahlen sie einen hohen Preis: Sechs bis sieben Lebensjahre werden ihnen abgezogen. Das arbeitslose Bauchfett nimmt üble Rache für die Unterbeschäftigung und verfettet dafür lebenswichtige Adern – Schlaganfall und Infarkt drohen.

So wird der Bauchumfang für den Mann wichtiger: der magische BMI (Body Maß Index = das Gewicht dividiert durch das Quadrat der Länge). Männer mit einem molligen BMI (> 25) brauchen sich bei einem Taillenumfang von weniger als 94 cm noch keine Sorgen um ihre Zukunft machen, wohl aber beim selben BMI und mehr als 102 cm; dann wird der Bauch zum Gefahrgut. Sein Umfang ist die Taille des Männerherzens.

Doch wie den Bauch bekämpfen ohne Mammutjagd und Hungersnöte! Caesars Nachfolger Berlusconi hat sich das Fett einfach absaugen lassen. Es war aber das falsche Fett, das harmlose aus der Bauchdecke, nicht das gefährliche aus dem Bauchraum. Dabei reicht doch, das müsste er doch wissen, die köstliche römische Küche, die Jahrtausende lang bewährte Mittelmeerkost. Oder für ihn gibt es noch ein attraktive Alternative, einfach noch mehr dem schönen Geschlecht hinterher rennen, wenn einem das weibliche Busenfett so am Herzen liegt. Betonung liegt auf »rennen«, denn ein aktiver Bauch ist weniger gefährdet als ein fauler schlanker.

Gewandhaus
Zeche Zollverein

Zechen liegen meistens unter freiem Himmel, und der lässt sich bekanntlich nicht manipulieren. Wo früher die Funken flogen, stöberten die Flocken des Schneetiefs »Daisy«. Was Kumpels kaum kümmert, wurde plötzlich zum Premierenproblem, pünktlich zur Eröffnung des Kulturhauptstadtjahres: Wintereinbruch! Damit war Schicht für Designerklamotten; vielmehr Einheits-Überlebensdress und Kulturbeutel waren angesagt. Overalls in Warnfarben, Pulswärmer, Polarpölter, Thermodecken und Moonboots mit eingebauter Weltraumtechnik sollten die Durchblutung von empfindlichen unteren Extremitäten der Damenwelt sicherstellen. Mit anderen Worten, man hätte es bei den bewährten Hochofenklamotten und Steigerstiefeln belassen können. Daran wäre Schneetief »Daisy« definitiv vor die Wand geprallt, genauer gesagt vor das *Gewand*.

Steile Karriere, von der Zeche zum innovativen »Gewandhaus«. Selbiges verdankt seinen Namen nicht irgendeinem Zuschauerkleidchen, sondern seinen Sponsoren, den Gewandmachern in Leipzig.

An der Ruhr waren es Schlotbarone – in Essen beispielhaft Grillo –, die Kultur sponserten, heute sind es Bierbrauer und Versicherer; Ausnahme: der polarkreisnahe finnische Architekt des Aalto-Theaters ist auch Namensgeber.

Für die festliche Damenoberbekleidung ist eine Premiere unter freiem Himmel eine Naturkatastrophe. Freitragende Balkonkonstruktionen und aufregende Rocklängen bleiben unter Tage, für die Fantasie der Kulturkumpels: Hängen im Schacht!

Damenmode ist ja nicht Selbstzweck, sie dient der Art- und Beziehungserhaltung – dem latent polygamen Partner wird immer eine neue Gattin präsentiert – und ist gottgewollt. Kein geringerer als der Gottvater legte sich als erster Modeschöpfer ins Zeug, denn Eva hatte bei der Vertreibung aus dem Paradies wirklich nichts anzuziehen. Ob er dabei schon an das offenherzige Dekolleté gedacht hat?! Jedenfalls verfehlt es seine Wirkung nie. Letzter Beweis: der Opernbesuch der Kanzlerin in Oslo. Über ihr Dekolleté wurde deutlich mehr berichtet als über ihre politische Mission geschweige denn über ihre kugelsichere Brünne beim Truppenbesuch in Afghanistan. Derart tiefer gelegte Halsausschnitte sind bei gut bürgerlichen Premieren eher selten, man trägt Labelleibchen mit Sehschlitzen an sündigen Stellen, Hauptsache sündhaft teuer. Steilvorlage für den Pausentalk. Einzige Sorge: bloß nicht derselben Nobelmarke begegnen! Seit den 1950er Jahren hat sich nicht nur die Katastrophenschutz-Kleidung gewandelt. Teurer Zwirn, Designerkrawatte oder Fliege sind oftmals Edel-Jeans, offenen Smokinghemden oder Rollis gewichen, selbstverständlich in Schwarz, der Tarnfarbe der Kunstschaffenden. Socken und Schals können auch als Leitmotiv für die Parteiideologie fungieren. Die Damenwelt hat sich – Gott sei Dank – von dieser männlichen »Laisser-faire-Garderobe« nicht anstecken lassen. Im Parkett dominiert der klassische Hosenanzug, dessen sich auch die Kanzlerin ansonsten bedient. Blaustrümpfe sind wohl aus dem Grund ausgestorben, weil man sie nicht mehr zu sehen kriegt. »Mann« fragt sich, wann werden die barocken Nickerbocker mit Seidenstrümpfen wieder modern? Auch Männerbeine können doch ganz attraktiv sein, wie so mancher Figaro oder Falstaff auf der Bühne beweist.

Marilyn Monroes Kleinhirn

Wenn hochhackige Damenschuhe wohlgeformte Waden zum zweiten Balkon rechts empor tragen, lösen sie im männlichen Großhirn Fantasien aus: Das Treppenhaus wird zur Himmelsleiter.

Die Fußbekleidung von männlichen Theatergängern löst beim anderen Geschlecht dagegen völlig andere Assoziationen aus: Seine Schuhe werden vor allem als Indikatoren für Wirtschaftskraft und Charakter des Besohlten wahrgenommen. Ein handgenähtes italienisches Modell signalisiert Kontostand und Geschmack, sein untadeliger Zustand häusliche Verwendbarkeit des Besitzers. Billigschuhe, womöglich ungeputzt und mit schiefen Absätzen – chancenlos!

Nikita Chruschtschow drohte mit Schuhen, George Doubleju Bush wurde mit solchen beworfen. Wenn Argumente ausgehen, werden Schuhe auch schon mal zu Geschossen. Von Frauen wird das weniger berichtet, obwohl so ein Stiletto eindeutig die gefährlichere Waffe ist.

Vielleicht liegt es daran, dass Frauen sich selbst im Affekt nur ungern von ihrem unteren Wurmfortsatz trennen. Eine attraktive Frau endet eben nicht am Fuß, sondern an dessen aufregender Verlängerung. Das künstlich erhöhte Niveau ist Garant für graziles Auftreten und aufreizenden Gang wie weiland bei Marilyn. Sie muss ein besonders großes Kleinhirn gehabt haben. Ein Catwalk in Jesuslatschen? Unvorstellbar – zumindest bei der Haute, der hohen Couture.

Aber Schuhe wirken nicht nur nach außen, sondern auch nach innen. Stöckel bringen Frauen nicht nur völlig aus dem statischen, sondern auch aus dem biochemischen Gleichgewicht. Schuld daran sind Nervenspindeln (Mechano-Rezeptoren), die dem Kleinhirn, dem Regiepult für die aufreizende Gangchoreographie, Spannung und Bewegung der Wadenmuskulatur melden. Kaum in hohen Hacken eingeklemmt, kommt es zu einer folgenreichen Nebenwirkung: Massenhaft produzierte Glückshormone versetzen das weibliche »Einkaufszentrum« in einen Ausnahmezustand, sprich orgiastischen Kaufrausch.

Das Ergebnis kann man in den Hochregalmagazinen privater Haushalte bewundern: Hunderte hochhackiger Kultobjekte stapeln sich da, geordnet nach Saison, Modefarben, Anlässen. Wanderschuhe haben da nichts zu suchen. Sie landen im Heizungskeller neben der Herrenabteilung!

Doch, verehrte Damen, wissen Sie denn nicht, dass es listige Männer waren, die die Stöckel erfunden haben? Denn es gilt die Gleichung: je höher der Absatz, desto größer nicht nur die Eleganz, sondern auch die Hilflosigkeit. Wirklich sicher stöckelt es sich nur am Arm eines starken Begleiters. Der Blickfang wird zum Auffang! Was will »Mann« mehr?!

Der Modeschuh – die Anmache geschlechtsreifer Großstadtmenschen. Doch erst der kürzere Rock macht den Blick frei für Fuß und Fesseln. Da muss der Tschador noch heftig schrumpfen, aber Hoffnung blitzt schon oft verführerisch darunter hervor: Pariser Modellschuhe; hochhackig, versteht sich.

So werden es die Stöckelschuhe sein, die auch die Fundis überzeugen, sie sind einfach die geeigneteren Argumente.

Haarige Hormone

Männer sind, was Haare betrifft, stark diskriminiert. Nehmen wir nur die Bühne: »Hair« ist das einzig mir bekannte Werk, das ein zentrales mentales Problem der Männerwelt schon im Titel zum Gegenstand macht.

Ja, »Mann« tut sich schwer mit der Materie, besonders, wo sie fehlt. Stichwort: Haaransatz. Nur bei einem ist der wirklich gelungen: dem ewig jungen Beau-tox Berlusconi. Aber Einzelhaarverpflanzungen kann sich nicht jeder leisten. Und die Alternative, die bekennende Glatze, setzt nun mal ein markantes Schädeldesign voraus, so wie bei Yul Brynner oder Bruce Willis. Doch wie so oft gibt es auch hier eine ausgleichende Gerechtigkeit: die Barthaare. Im Gegensatz zum Haupthaar sind sie absolut anhänglich, ein Leben lang.

Für jeden pickeligen Jüngling mit anlaufender Testosteronproduktion kommt der Morgen mit der alles entscheidenden Frage: Rasieren oder demonstrieren? So ein naturbelassen wuchernder Milchbart signalisiert schließlich Nonkonformismus und coolen Charakter. Bei wachsender Substanz kann ein Styling zudem Unternehmungslust und Kreativität verraten, während der wilde Rauschebart Ausdruck von Fundamentalismus, Rechtgläubigkeit oder Revoluzzertum ist. Che Guevara, Marx und Moses können es bezeugen, Lenin und Stalin schon nur noch eingeschränkt. Und auch bei Gewerkschaftsfunktionären dominieren eher rudimentäre Bartvarianten.

Herrscherbärte korrelieren meistens mit haarsträubenden Karrieren. Ausdruck seines imperialen Willens waren die himmelstürmenden Bartspitzen von Kaiser Wilhelm II., Modellbart einer ganzen Generation.

Der Inbegriff deutscher Kaiserbärte aber ist der von Friedrich Barbarossa, der den ersten bekannten tödlichen Badeunfall an der türkischen Riviera überlebt hat und immer noch im Kyffhäuser durch den Tisch hindurch weiter wächst.

Dagegen Gaius Julius Caesar, Namensgeber aller europäischen Kaiser: glatt wie ein Kinderpopo! Für ihn war ein Bart ein Attribut der Barbaren! Ohne Bart zur Größe und gar zum Großen schaffte es Friedrich II., König von Preußen. Und über die kleine Popelbremse des ihm nacheifernden Diktators wollen wir hier erst gar kein Wort verlieren.

Nicht ohne Grund waren Politikerbärte nach dem Zusammenbruch des »Dritten Reichs« erst einmal tabu. Alle Bundeskanzler der Bundesrepublik waren glatt rasiert. Und die Kanzlerin ist es von Natur aus.

Was die Dreitagebärte angeht, angeblich für Frauen die attraktivsten, sind sie über die Landesebene meines Wissens bisher nicht dauerhaft hinausgekommen.

Bärte haben etwas latent Bedrohliches. Gerade noch freundlich strahlende Babys schreien beim Einblick so eines Urwaldtypen plötzlich panisch nach ihrer Mutter. Polizeipsychologen setzen daher auf die Vollrasur als »kommunikative Beschwichtigungsgeste«. Einem Job als Polizist steht in dieser Hinsicht für die meisten Männer nichts entgegen: Für sie sind Bärte ohnehin nur störend, ob beim Abschlag oder »hart am Wind«.

Wie ein Bart auf Frauen wirkt, ist beim Barte des Propheten nicht für alle Damen einheitlich zu beantworten. Nur so viel ist klar: Um den Bart gehen werden sie ganz bestimmt nur einem gepflegten.

Verduften
Sie sich nicht!

Düfte sind das Markenzeichen kultivierter und kulturaffiner Menschen.

Tatort Foyer: Drinnen warten die Rheintöchter mit Gesang, draußen die Töchter der Ruhr mit Duftwolken. Mit manchen würde »Mann« gern entschweben, bei anderen eher verduften: zu süß, zu schwülstig.

Parfüms fungieren als Signalverstärker. Denn während Mückenmännchen bereits auf wenige Moleküle munterer Mückenmädchen reagieren, brauchen duftdumpfe Menschenmänner bedeutend höhere Konzentrationen, um die biochemische Anmache durch Pheromone überhaupt wahrzunehmen.

Erfunden wurden Düfte allerdings eher als olfaktorische Notwehr – in Zeiten, in denen es weder Water Closets noch Duschen gab und in denen selbst ein Sonnenkönig den zwangsläufigen »Jück« mit Elfenbein-Kratzfüßchen bekämpfte. Dafür durfte er als einziger im Spiegelsaal von Versailles thronen – hinter einem Paravent, versteht sich. Das Inbild barocker Hofkultur glich wohl eher einem Palast der Winde, und Marquis und Marquise mussten in den Park. »Oh, les bonnes odeurs de Versailles!« rief eine sehbehinderte Gräfin beim Passieren eines Misthaufens.

Einmal bei den sichtbaren Feuchtgebieten angelangt, können wir das Thema Transpiration nicht aussparen. Passiert so etwas der deutschen Kanzlerin im Hochsommer auf dem Bayreuther Hügel, sind wir kurz vor einer Staatsaffäre! Denn Schweiß riecht nach Arbeit oder Angst.

Die Forschungslabors der Duftindustrie haben hier noch eine Weile zu tun. »Mann« ist hier übrigens im Vorteil, kann er die Ausdünstungen seiner Achselhöhle doch als Aphrodisiakum und Ovulationsfrühwarnsystem mannhaft einsetzen. Auch im Theaterfoyer dürfte – wie überall auf der Welt – ein Drittel aller Damen lieber unparfümierte

Männerhaut schnuppern. Denn nur so gelangt ein authentischer genetischer Fingerabdruck potenziell geeigneter Partner in die Nase. Auf diesen Riecher kann »sie« sich mehr verlassen als auf ihren Bauch. Es gibt ungefähr 10.000 Einzelgerüche, fanden Bochumer Geruchsforscher heraus, mehr als Worte in der Umgangsprache. In gelungenen Kombinationen lassen sie sich auf subtile Art vermarkten. Neuromarketing heißt das dann, wenn künstlicher Kaffee- und Brötchenduft die Kauflust anregt. Aber auch hier gilt: Vorsicht! Viel hilft nicht viel. Im Gegenteil: Eine allzu aufdringliche olfaktorische Werbung macht das schöne Geschlecht eher misstrauisch. Hinter der Duftwolke wird ein allzu heftiger Eroberungsdrang vermutet. Darum die Königin des Herzens lieber mit einem Hauch eines sehr teuren Herrenduftes überraschen und abwarten! Sie soll doch nicht verduften!

Alles
für Ihre
Gesundheit

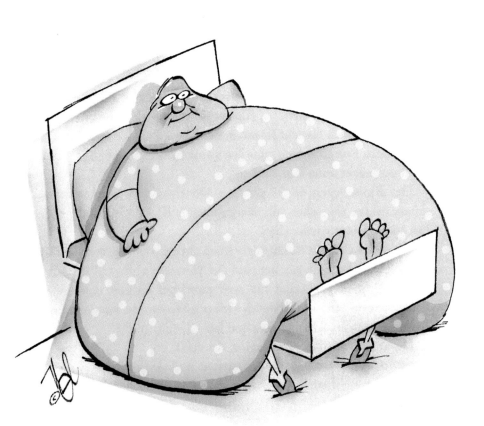

Ruhrgesund

Wir werden immer älter. Auch wir an der Ruhr – paradoxerweise – und das in einer Region, in der vor Jahren noch die Schlote den Himmel verdunkelten. 109 Jahre; so alt wurde einer der ältesten Deutschen, ein »Ruhri« aus Witten. Aus Essen stammte sein Vorgänger als ältester Deutscher und sogar ältester Mensch der Welt! Er ist 112 geworden. Der »Pott« – ein »Musterländle« für Methusalems.

Was macht den Ruhrort zum Kurort? Für Männer soll es drei wesentliche »Anti-Aging« Mittel geben: »Wein, Weib und Gesang«, wobei das alles im Pott etwas modifiziert werden muss. Beruf, Status, Bildung und Einkommen, sicher wichtig, aber beileibe keine Garanten für hohes Alter. Die oben erwähnten Super-Senioren waren »Normal-Ruhris«; Eisenbahner und RWE-Ingenieure.

Was sie allerdings alle waren, ist fleißig und treu. Also regelmäßig auf Maloche und nur ein »Weib«, und damit glücklich. Ist statistisch erwiesen, dass die Ehe das Leben verlängert, wobei die Frauen eindeutig bevorzugt werden. Im Kloster schrumpft der Vorsprung der Frauen von sieben bis acht Jahren in der Ehe auf ein bis zwei Jahre in Keuschheit. Das gibt doch zum Nachdenken Anlass, liebt der Mann nicht doch über seine Verhältnisse?

Das Klosterleben dürfte sich bei Mönchen und Nonnen kaum unterscheiden abgesehen von den gestressten Klosteroberen, die sterben auch prompt wieder eher.

Fromme Laien wie Kirchgänger leben übrigens auch länger, zumindest in Amerika. Spitzenreiter sind die Mormonen, obwohl sie interessanterweise polygam sind und zwar ganz legal! Liegt es dann möglicherweise an ihrem »Holyfood«? Motto: Weniger ist mehr, weniger Kalorien, Fett, Zucker und Salz und keine Genussmittel!

Deckt sich mit der »Anti-aging-Kumpelkost« unseres Witteners: Haferflocken, warme Milch, Bananen und Vollmilchschokolade. Unsere Methusalem-Ruhris haben das alles genau richtig gemacht;

sie waren alle schlank und rank und Nichtraucher. Nikotin lässt ja bekanntlich Männerherzen kürzer schlagen. Kleiner Trost vom »Zigarrenkönig« Davidoff: »Rauche weniger, aber besser und länger!« Immerhin, er wurde damit 87, und Helmut Schmidt hat als Kettenraucher die 90 geschafft! Bleibt eigentlich nur die Frage nach dem Wein. Einem Gläschen waren unsere Ruhris alle nicht abhold. Der vormals älteste Essener (112) war sogar ein Freund des täglichen »Düsseldorfer Altbiers«. Augustinerin Felicitas (99) aus Essen propagiert Bescheidenheit, Handarbeit, Lesen und Bewegung. Und alle hielten wie Churchill Sport für Mord, dafür setzten sie auf Beweglichkeit im Kopf.

Genauso wichtig für Ruhris ist der »Gesang«, nicht nur im Kirchenchor, sondern als Ausdruck einer speziellen, nur hier praktizierten harmonischen Lebensart, unkompliziert und integrativ. »Neu-Ruhris« schätzen das an »Ur-Ruhris«, die spontane Kontakt-Aufnahme, das nette Schwätzchen am Gartenzaun, beim Kaffee oder mit die Kumpels im Club. Echte Ruhr-Kurorte.

Kannibale und Liebe

Liebe ist der Dauerbrenner aller Bühnenstücke, nicht zuletzt wegen der vielseitigen nicht vorhersehbaren Fassetten. Eine ist der noch nicht richtig wahrgenommene Kannibalismus.

Ja, Sie haben richtig gelesen, Liebe ist eine auch Verdauungsangelegenheit. Nie und nimmer, nur ein Organ ist zuständig, das Herz! Ihren Magen statt Ihres Herzens zu verschenken, versuchen Sie's! »Dein ist mein ganzer Magen!« Undenkbar!

Doch der Volksmund weiß: »Liebe geht durch den Magen.« Denn, wo der Magen liegt, flattern die berühmten Schmetterlinge, untrügliche Indizien des Verliebtseins. Irritationen des sonst eher nüchternen Bauchgehirns, das aber auch in diesem Zustand den Verstand verliert. Wenn man liebt, dann »mit Haut und Haaren«, sogar »zum Fressen« hat man sich gern. Das alles schmeckt in der Tat nach Verdauung. »Vernaschen« nicht minder.

»Sugar Sugar Baby«, »Sweetheart« und »Honeymoon« sind nun einmal »süßer als Wein«! Zuneigung beginnt mit Schmusen, Kosen und Küssen, von Käthe Kruse bis Knuddel-Knut. Doch die sinnlichsten und sensibelsten Lippen sind anatomisch gesehen Teile des Magendarmtraktes, auch wenn es der verführerischen Lippenkosmetik, im Bedarfsfall auch kussecht, immer wieder gelingt, den weiblichen Darmeingang in eine unwiderstehliche Augenweide zu verwandeln.

Warum ausgerechnet ein Herzchen das Örtchen ziert, das scheinbar so gar nichts mit der hehren Herzensangelegenheit zu tun hat, kann vielleicht nur Tony Blair, vormals englischer Premier, erklären. Er nutzte den stillen Restroom zu einem vertraulichen »Ortsgespräch«, um seiner Angebeteten einen Heiratsantrag zu machen. Very british!

Kenner der Weltliteratur wissen um die erotisierende Wirkung bestimmter Speisen. Sellerie und hartgekochte Eier sind u. a. die klassischen Aphrodisiaka, überzeugt sogar Nonnen, glaubt man dem berühmtesten Frauenflüsterer Casanova. Wer kochen kann, kann in der

Partnerwahl anspruchsvoller sein. Es müssen beileibe nicht Austern und Champagner sein, Schnitzel und Bratkartoffeln wirken genauso erotisierend, es muss die Leib- und Magenspeise des Lieblings sein. Ein Bratkartoffelverhältnis lebt in erster Linie vom hingebungsvolles Kochen. Nur ein Koch kann eine Frau wirklich glücklich machen, umgekehrt natürlich auch.

Über den Appetit geschweige denn über die Menge der Genussgüter kann leider nicht der viel vernünftigere Darm bestimmen, sondern das selbstsüchtige Gehirn. Ihm geht es immer nur um die Lust; die Folgen muss der Darm ausbaden. Auf Magersucht und Bulimie, also sich freiwillig durch Fasten zu kasteien oder nach exzesshaftem Prassen den Rückwärtsgang einzulegen, darauf käme der Darm von alleine nie.

Er ist immer nur ausführendes Organ. Muss sogar noch als Tröster bei enttäuschter Liebe herhalten und für den unvermeidlichen Kummerspeck auch. Dem Großhirn die Fähigkeiten eines unabhängigen Nahrungsmittelkontrollers beizubringen, ist mühselig und manchmal sehr frustrierend.

Etwas hilft allen: Schokolade! Sie setzt als Nebenwirkung Glückshormone frei. Fällt auch nicht unter die Betäubungsmittelverordnung, obwohl sie im reifen Alter als Eros-Ersatz schon einmal süchtig machen kann. Für einsame Damenmägen empfiehlt sich schwarze Herrenschokolade. Ihr hoher Kakaoanteil heilt strapazierte Herzkranzgefäße. Ja, auf den unspektakulären Muskelschlauch im Oberbauch kann man sich in allen Liebesdingen verlassen, ganz im Gegensatz zum liebestollen, hämmernden Hohlmuskel. Einen ungetreuen Magen gibt es nicht!

Mundgeruch statt Götterspeise

Bei der Matthäuspassion weiß man nie, wohin mit den Füßen. Dürfen Protestanten die Kniebank als Fußstütze benutzen oder ist das bereits eine Übertretung? Verunsichert kommt gleich die nächste Frage: Und was macht man eigentlich in der Passionszeit? Man sieht ja, was passiert, wenn sich hochrangige Protestantinnen nicht an die segensreiche Alkoholkarenz in der Fastenzeit halten, wie das für strenggläubige Katholiken selbstverständlich ist.

Bei Protestanten geht es eher um ernährungspolitische Aspekte, den Bauch auf keinen Fall zum Endlager werden zu lassen. Die haben gegen jedes Endlager etwas. Allen gemeinsam geht es um den ganzheitlichen theologisch-metabolischen Befreiungsschlag von Schlacken und vor allem um die Reinigung des sündigen Darms von teuflischen Mitessern, Darmpilzen und Fäulnisbakterien. Sie hausen in Divertikeln, Blöttschen in der Dickdarmschleimhaut, die systematisch die Gesundheit vergiften.

Doch kriegt man die mit Fasten weg? Und reicht die Passionszeit? Jesus, Mohammed, Johannes, alle Religionsstifter und Propheten haben sich das nicht nehmen lassen. Am liebsten 40 Tage lang Nulldiät! Doch für einfache Gläubige kann das gefährlich werden. Die harmloseste Nebenwirkung war schon Mohammed aufgefallen: »Der Geruch des Mundes eines Fastenden steht in der Achtung Allahs höher als Moschusgeruch.« Der Heilige Athanasius schwärmt sogar: »Das Fasten ist die Speise der Engel«. Nicht zu verwechseln mit der Götterspeise, die ist streng untersagt.

Mit dem Fasten als Fatburner hat es leider einen Haken: Fett wird eben nicht gleich verbrannt. Es ist zuerst die Stärke dran aus dem Reservetank der Leber, reicht gerade mal für einen Tag. Noch lange nicht geht's an Eingemachte, unser ausgebuffter Hungerkünstler wirft das Notstrom-Aggregat an. Läuft leider auf Eiweiß-Bausteinen. Muskeln werden angezapft, geht echt an Herz und Niere. 700 g davon werden in der ersten Fastenwoche eingeschmolzen. Kein Wunder, wenn das Herz schon mal streikt.

Hat mich immer gewundert, warum Johannes der Täufer nebenbei Heuschrecken verputzte. Die Viecher sind nämlich eiweißreich und verhindern so den Raubbau. Kannten schon die alten Sumerer 2200 v. Chr., das eiweiß-unterstützte Fasten, die einzig wissenschaftlich gesicherte Form. Aber keine Sorge, das Eiweiß in den heutigen Trinksonden wird aus Kuhmilch gewonnen.

Und ganz wichtig beim Fasten: trinken, trinken, trinken! Sonst droht Steinschlag in Gallenblase und Nierenbecken.

Das Hauptproblem ist die Nachhaltigkeit. Gegen den bekannten Jo-Jo-Effekt »Heut' ein Faster, morgen ein Fresser«, hilft nur die Augsburger Konfession (protestantisch): »Gott will, das wir allezeit mäßig und nüchtern leben.« Im Klartext, nicht einmal im Jahr fasten, sondern täglich griechisch-römisch genießen, viel Gemüse, Fisch, Olivenöl, ein Gläschen Rotwein dazu; der Pott sollte italienisch kochen!

Kains Agrarreform

Was macht eigentlich dick?

Seit Kains Agrarreform tappen wir alle in einer entscheidenden Frage im Dunkeln. Die einen verdammen die »mighty muffins«, die anderen die fette Pfanne. Auch Gottvater legte sich nicht fest. Geschrieben steht, dass er durchaus mehr dem Bratenduft Abels zugetan war und damit den Vegetarier Kain mit seinem Bratapfel brüskierte. Dieser wurde darob so erzürnt, dass er seinen Bruder Abel, den erfolgreichen Grillmeister von Kotelett und T-Bone-Steak, ermordete. Man sieht, wozu Fanatiker fähig sind. Gerade bei Diätgrundsätzen sind die jeweiligen Anhänger tief entzweit und bekämpfen sich auf Messer und Gabel.

Es geht um die Wurst, nämlich um das Alleinverschuldungsprinzip der Fettsucht. Macht nun Zucker oder Fett dick? Dabei schieben sich die Kohlenhydratkumpels und die Fettfans gegenseitig die Schuld in die Schuhe – mit wechselndem Kriegsglück.

Eiweiß ist da bisher noch außen vor, aber seine Herkunft, ob von Schwein, Rind, Fisch oder Pflanze, löst schon wieder heftige Emotionen aus. Tierisches Eiweiß steht und fällt mit dem Ansehen seines Lieferanten. Schweine sind eben keine Unschuldslämmer und Rinder verpesten mit ihren Methanpupsen die Atmosphäre. Nur Fische sind ökologisch clean, doch was, wenn die Meere leer gefischt sind?

Wenn sich ein Diätkonvertit gerade erst mühevoll aus den tierischen Fettnäpfchen nach der Devise »low fat« befreit und sich »rein in die Kartoffeln« gestürzt hat, muss er schon wieder raus. Denn Kohlenhydrate sind inzwischen auch keine Glücksbringer mehr. Einige von ihnen schießen nämlich so schnell ins Blut und stimulieren damit das Insulin schnell und über die Maßen. Zu viel Insulin macht in der Tat dick, es verhindert Fettverbrennung und bestraft die Naschkatzen auf die Dauer mit Fettsucht, gefolgt von Hochdruck und Erwachsenen-Diabetes.

Kein Wunder, die insulinlockenden Kohlenhydrate sind momentan die Hauptangeklagten im Rechtsstreit »Körper gegen Übergewicht«. Die BSE-Angst ist der Angst vor den schnellen BE's (Broteinheiten) gewichen. Aus »low carb« wurde inzwischen »slow carb«, »langsame Kohlenhydrate«, die der Darm erst mühsam aus ihren pflanzlichen Verpackungen herausholen muss. Kennt man vom Gemüseputzen.

Doch die Fettfans geben nicht so schnell auf. Als Entlastungszeugen führen sie Kreter an, die leben am längsten in Europa und essen das meiste Fett. Allerdings das heimische Olivenöl, ähnlich gut wie Fischfettsäuren.

Ultima ratio für den Diätverunsicherten: Man nehme sich aus allen Diäten das heraus, was schmeckt und dennoch nicht dick macht. Geht! Am besten in unseren Breiten mit einem Dauer-Abo beim Italiener oder Griechen: zwei- bis dreimal Fisch die Woche, wenig Tierisches aus heimischen Ställen, dafür Gemüse und Obst als Dessert. Trösten kann man mit etwas Rotwein, aber nur zum Essen. Der ist nachweislich gut fürs Herz und Hirn!

Entscheidend ist also nicht »low carb« oder »low fat«, sondern der Anteil von »slow carb« am Gesamtmenü. Praktischer Tipp: Machen sie den Braten (am besten gebratenes Seelachsfilet) zur Beilage und die Beilage (Salate und Brokkoli) zum Hauptgericht!

Sauer auf Weihnachten

Säure-Attentate nehmen ausgerechnet in der friedlichen Weihnachtszeit dramatisch zu. Kein Wunder, knusprige Gänse bei opulenten Weihnachtsfeiern, familiäre Festtagsmenüs mit Champagner, Pilzrahmsuppe, Ente, Rotwein, Caffè Crema und belgische Pralinen fordern ihren Tribut: Sie lassen die sonst eher zurückgehaltene Magensäure zu Höchstform auf- und auslaufen. Bevorzugtes Opfer ist die untere Speiseröhre, wo die Säure mit der Kraft eines Rohrreinigers zuschlägt. »Heartburn« nennen die Engländer treffend, was bei uns »Sodbrennen« heißt.

Wer meint, ein Magenbitter sei das geeignete Gegenmittel, merkt bald, dass nur noch harte Chemie hilft. Selbst orthodoxe Phytofreaks greifen schließlich todesmutig nach einem Antazidum, zu deutsch Säureblocker.

Das allopathisch puffernde Pulver aus Umweltgiften wie Aluminium, Wismut und Phosphaten bietet der ätzenden Magensäure aber auch sofort pari. Der unangenehme Brustschmerz (von Kardiologen als »non-cardiac chest pain« bezeichnet), schwindet, nicht ohne die Existenz ganzer Herzkatheter-Messplätze zu gefährden.

Dass sauer lustig macht, gilt um Weihnachten herum vor allem für die Apotheker, denen der Dezember ein Umsatzplus von 30 Prozent gegenüber weniger fetten Monaten beschert. Kein Wunder, wenn jeder dritte Deutsche Hilfe suchend zum Säureblocker greift!

Dabei ist die Magensäure beim heutigen Menschen absolut überflüssig; die Verdauung klappt sogar mit herausoperiertem Magen. Die Säure war, als unsere Vorfahren sich noch nicht zum Händewaschen durchringen konnten, das Desinfektionsmittel schlechthin, die einzig zuverlässige Bakterienbremse. Nur einer, der Helicobacter pylori, kann ohne die Säure gar nicht existieren. Der »glückliche Besitzer« bekommt eine chronische Gastritis, die Ursache des Magen-Darmgeschwürs, medizinisch Ulcus.

Vorbei jedoch die Zeiten, in denen die zahlreichen Ulcus-Fälle im Frühjahr als Strafe für die weihnachtliche Säureprovokation angesehen wurden. Zwei australische Forscher haben den Nobelpreis dafür erhalten, dass sie den wahren Schuldigen fanden: Der Magenteufel ist der Helicobacter, und gegen den helfen Antibiotika. Rollkuren und Magenoperationen? – Passé! Ganze Ulcus-Stationen und OP-Trakte verwaist! Das Sodbrennen aber ist geblieben, zusammen mit dem Feiertagslotterleben. Denn die Säure gelangt nur dann an den Tatort, wenn der untere Verschlussmuskel der Speiseröhre schwächelt. Was mit wachsender Leibesfülle geschieht! Enge Jeans und einschneidende Gürtel pressen zusätzlich nach oben, unterstützt durch das berühmte Nickerchen danach.

Die wahre Mutter des Säurerückflusses heißt deshalb Übergewicht.

So lange es Feinkostgewölbe gibt, werden sich die Säureblocker-Hersteller »Frohe Weihnachten« zuprosten können.

Megamenschen

Sich zwischen zwei setzen zu müssen, kann eng werden, nicht nur für die Luft, auch für den Kulturgenuss. Nicht nur die größten Stars aus der Metropolitan Opera haben die Ruhr erreicht, sondern auch die XXL Repräsentanten der Fast-Food-Ketten! Immer mehr Ruhris werden des Wahnsinns fette Beute.

Den vorläufigen Rekord hält ein 40-jähriger Kumpel mit einem Gewicht von 300 kg – in Worten dreihundert –, soviel wie vier normal gewichtige Mitbürger. In Amerika durchaus nichts ungewöhnliches, Weltrekord 500 kg!

Doch, was ist, wenn sie ins Krankenhaus müssen. Dann stemmt die Feuerwehr einen weiteren Rekord. Für eine Trage ist das Treppenhaus zu eng, der Balkon zu schwach, bleibt nur noch das Fensterln! Stammt aus Bayern, wo auch die Bergrettung erfunden wurde. Bedeutet: Ein Kran, ein Höhenretter und ein Schwerlastschleifkorb müssen her.

Aber unten wartet das nächste Problem. Es gibt keinen Krankenwagen, der das Gewicht von vier Patienten aushält. Nur die Landeshauptstadt verfügt über einen Schwerstpatiententransporter, einen Jumbo unter den Sankas, mit zehn Mann Besatzung – kann sich nur das schuldenfreie Düsseldorf leisten.

Im Krankenhaus streikt der Personenaufzug. Immerhin gibt es hilfsweise einen Lastenaufzug. Doch wohin lagern? Vierschläfrige Krankenhaus-Betten gibt es noch nicht. Also improvisieren wie in der Jugendherberge zu Pfingsten – ein Matratzenlager muss her. Für Schwestern, Pfleger, Ärzte beginnt Knochenarbeit, Versorgung auf Knien. Eine Vene zu finden – schlichtweg unmöglich. Die Röntgenröhren verglühen unter der Volllast, OP-Tische verbiegen sich, CTs verstopfen und Magnetfelder brechen zusammen, die modernste Medizintechnik geht einfach platt! Und die Kosten machen den Krankenhausdirektor krankenhausreif, denn das ihm zur Verfügung stehende Budget platzt aus allen Nähten.

Dabei ist der größere Appetit des neuen Patienten noch das geringste Problem. Notgedrungen plant er, die alten Krankensäle zu reaktivieren, neue Schwerlastbetten und -transportmittel, sowie robustere Medizintechnik anzuschaffen. Kein Wunder, wenn die Krankenhauskosten weiter explodieren! Für das Gesundheitssystem eine weitere Belastungsprobe.

Doch den Mega-Menschen muss irgendwie geholfen werden. Sie schaffen es einfach nicht allein, trotz fester Vorsätze und eiserner Diätpläne. Es müssen effektivere Methoden ran, mit denen ein Krankenhaus wahrscheinlich auch etwas verdienen kann. Operationen zur Verkleinerung oder Umgehung des Magens kosten zwar auch etwas, aber verglichen mit den Transportkosten – Peanuts. Endlich eine reale Chance, Kilos zu verlieren.

Aber auch die Solidargemeinschaft und die armen Feuerwehrmänner werden entlastet, eigentlich ideal, nur die Krankenkassen müssen das erst einmal bezahlen!

Ein Hoch
der dünnen Luft!

Was haben wir nicht schon alles ausprobiert! Halleluja, Meyer-, Atkins-Diät oder Trennkost, vor jeder Premiere ein neuer Abspeckversuch! Das nährt – nämlich den Verdacht, dass keine richtig funktioniert.

Immerhin schafft der multiple Misserfolg Raum für immer neue Varianten. Die neueste kommt aus Bayern. Gott sei Dank braucht sie keinen Verzicht, keine Trennung von irgendetwas. Nein, sie setzt auf Spitzengastronomie, besser: auf Höhengastronomie – in 2.650 Metern über dem Meeresspiegel nämlich. Dort befindet sich das 5-Sterne-Labor des Schneefernerhauses, kostenlose Aufstiegshilfe mit der Zugspitz-Bahn inbegriffen. Bedingung: deutliches Übergewicht (Durchschnitts-BMI 33,7).

Und dort nun die Überraschung: Statt einen Mordsappetit zu entwickeln, verzehren die Probanden im höchsten Restaurant Deutschlands täglich freiwillig 700 Kalorien weniger als zu Hause drunten im Flachland.

Hat ihnen der atemberaubende Fernblick den Appetit verschlagen – oder der heimliche Blick in die offizielle Speisenkarte der bayerischen Spitzengastronomie? Oder der Kummer, dass verführerische Jause-Stationen mit appetitlichen Sennerinnen, Weizenbier, Almdudler, Speck und Kaminwurz unerreichbar auf anderen Gipfeln liegen?

Wie auch immer; Tatsache ist: Aus 20 stämmigen Flachlandtirolern wurden während einer Woche auf der Zugspitze je drei Pfund leichtere Exemplare. War es die Höhenluft, die da zehrte, so wie andere Reizklimata auch? Haben Bergkraxeln und Skifahren den Effekt verstärkt? Alles wurde untersucht. Und siehe da: Der Bauch tickt in großer Höhe irgendwie anders. Das Leptin, ein Hormon, das sonst im Flachland beim Darben abnimmt und hungrig macht, steigt paradoxerweise mit der Höhe an. Als Folge schwindet der Appetit. Noch dazu legt der Grundumsatz, das metabolische Standgas, zu: Trotz Ruhe wird mehr verbrannt. Das kennen viele, die ab 2.000 Höhenmetern unruhiger schlafen, und erst recht die, bei denen dort schon die Höhenkrankheit beginnt.

Der neue Fett-Burner also ist – ja, man staunt – die dünne Luft! Noch vier Wochen nach der Rückkehr – Krankenkassen, aufgepasst! – bleiben die »Herzibuben« schlank! Ja, Herrgottsakrament, die Zugspitzdiät! Wenn das der Strauß, Franz Josef, schon gewusst hätte – der hätte seine Staatskanzlei glatt auf die Zugspitze verlegt!

Urin – ein ganz besonderer Saft!

Blut fließt auf der Bühne literweise, hat jedoch den Vorteil, im Gegensatz zu fast allen anderen Körpersäften, geruchlos zu sein. Mithalten kann da vielleicht gerade noch der klare Liquor cerebrospinalis, das vornehm zurückgezogene Gehirnwasser, das auf der Bühne noch nicht geflossen ist. Gänzlich unbeliebt sind die Säfte des Magen und Darmes; sie riechen ekelhaft.

Ambivalente Gefühle hingegen löst ein lauwarmes Körperwasser aus. Beim Entleeren noch freudig ob des Entspannungsgefühls begrüßt, verliert es danach schnell an Sympathie, bedingt durch seinen aufdringlich charakteristischen Geruch. Doch dafür kann der Urin aber nichts, den machen Bakterien.

Ursprünglich ist er ein Blut-Bestandteil, ein aufwendiges Filtrat der Nieren, beladen mit giftigen Stoffwechselrückständen, die der Organismus unbedingt los werden muss, sonst droht Harnvergiftung! Vor Jahrhunderten war man sich dieser ungeheuren Leistung wohl mehr bewusst, der Urin war der Star unter den Körpersäften. Eine leicht zu gewinnende Flüssigkeit, die verlässliche Botschaften aus dem Inneren des Körpers preisgab. »Diabetes mellitus« heißt nicht umsonst »zuckersüße Harnflut«, da muss ihn wohl ein Kollege in Ermangelung von Teststreifen heldenmütig probiert haben. Mit einem Wort, er war das »Diagnostikum« der frühen Ärzte schlechthin, Labor und Röntgen in einem und er hat Medizingeschichte geschrieben. Am Essener Rathaus halten die Stadtheiligen, Cosmas und Damian, noch immer stolz ein Urinschauglas hoch, damals ärztliches Markenzeichen wie heute das Stethoskop.

Den »unentgeltlichen« Nothelfern dürfte im Gegensatz zu den meisten anderen Kollegen entgangen sein, dass er eine verlässliche nicht versiegende Quelle des Honorars ist. Cleverer war der römische Kaisers Vespasian, der seinen skeptischen Sohn Titus mit Golddenaren aus römischen Pissoirs überzeugte, dass »pecunia non olet!«, was prompt in den Wortschatz der »Banca di Roma« und in den Zitatenschatz der ganzen Finanzwelt einging, denn Geld stinkt in der Tat nicht, egal, wo es herkommt: »Atquin ex lotio est!« ... dennoch aus Urin!

Harnstoff ist auch heute noch sehr nützlich, äußerlich der Hit eine für trockene Haut. Aber innerlich? Carmen Thomas, die wohl bekannteste Selbstversorgerin, propagiert seit Jahren das Rezept indischer Urologen. Außer in esoterischen Kreisen ist die Verbreitung wohl noch gering! Hilft gegen fast alles. Risiken und Nebenwirkungen: Bei unsachgemäßer Zwischenlagerung kommt es zur bakteriellen Besiedlung. Also strenge Beachtung des Verfallsdatums.

Doch wehe, wenn die natürliche Quelle versiegt! Dann merkt man erst, was man hat, an ihnen, den treuen Nieren. Sie nur halbwegs zu ersetzen, geht nur mit teuren komplizierten Dialysegeräten oder mit der Nieren-Transplantation. Für die haben allerdings Cosmas und Damian die Urheberrechte.

Diagnostisch ist er sicher noch längst nicht ausgelutscht. Tausende unterschiedliche Eiweißmoleküle mit verborgenen Hinweise auf Prostata-, Blasen- und Nierenerkrankungen bringt er ans Licht. Können urologisch geschulte Hundenasen schon heute herausschnüffeln, würde Cosmas und Damian bestimmt begeistern.

Gotteslohn für Transplantation

Cosmas und Damian, die Essener Stadtheiligen waren eigentlich Landärzte. Heilig gesprochen wurden sie nicht nur wegen der Erfindung der heterologen Transplantation, sondern auch wegen ihrer untadeligen Abrechnung; sie schrieben nämlich überhaupt keine Rechnungen. Daher ist ihr Ehrentitel – die »Unentgeltlichen« – absolut berechtigt.

Schon zu Zeiten des barmherzigen Samariters war das Arzthonorar ein Thema. Er wird deswegen zum biblischen Vorbild, weil er den Pflegesatz für ein Opfer eines Straßenraubes aus eigener Tasche berappt. Ganz im Sinne Jesu, der auch als Rettungsarzt unterwegs ist und hilft, wo er kann. Unentgeltlich, versteht sich! Im heutigen Gesundheitssystem undenkbar und sogar bedenklich. Die Kassenärztliche Vereinigung – Kreisstelle Jerusalem – hätte Grund genug gehabt, Jesu Handeln als standeswidrig zu rügen.

Der Evangelist Lukas, der neben dem theologischen auch noch das medizinische Staatsexamen ablegt, macht Karriere als Oberarzt beim reiselustigen Apostel Paulus. Seine knappe Freizeit verplempert er nicht mit steuerwirksamen Spekulationen, sondern malt. Natürlich die Gottesmutter, die ihn nun als erstes wundertätiges Madonnenbild kräftig beim Heilen unterstützt – unentgeltlich versteht sich!

Unser heiliges Ärzteteam erhält Nachahmer durch den Kollegen Pantaleon. Auch er behandelt ohne Praxisgebühr und Krankenschein. Es kommt – wie nicht anders zu erwarten – zu einer dramatischen Zuspitzung der Honorardebatte. Unärztlich, meinen die lieben Kollegen und schwärzen ihn bei der römischen Ärztekammer in Colonia Claudia Ara Agrippinensis an. Die fordert die Höchststrafe: Aberkennung der Approbation und ewiges Berufsverbot. Postmortal wird er prompt rehabilitiert, seiner Ernennung zu einem der 14 Nothelfer steht nichts mehr im Weg.

Auch heute noch kann St. Pantaleon um kostenlose ärztliche Hilfe angerufen werden, was von den Krankenkassen sehr befürwortet wird. Als Wiedergutmachung bekommt er einen Ruf als Stadtpatron von Köln, und eine wunderbare romanische Kirche obendrein. Welch ausgleichende Gerechtigkeit!

Kosmas und Damian werden auch verewigt. Auf vielen Altarbildern sieht man sie in frühgotischen OPs in festlich-steriler OP-Kleidung bei der Erstverpflanzung eines »Mohrenbeines« auf den Oberschenkel eines weißen Zeitgenossen; ein Narkosegerät und einen Anästhesisten sucht man vergeblich! Eine Zumutung für die neidischen Krähen unter den Kollegen, Verletzung des Werbeverbotes und das schlimmste, sie verlangen kein »pre-cash« und noch nicht einmal Spenden für die Wallfahrten ihrer Oberärzte.

So haben sie mit Fug und Recht den Ehrentitel die »Unentgeltlichen« unter den Transplanteuren verdient. Ein Verhalten, das sich in unseren Tagen gewaltig ändern sollte. Zu loben sind die Fürstäbtissinnen, die sich um die Verlegung ihrer Wunderreliquien aus ihrem Kassensitz in Killikien nach Essen kümmerten. Kein Wunder also, dass sich hier ein weltbekanntes Zentrum für Transplantations-Chirurgie entwickelte, dessen Ärzte allerdings nicht mehr unentgeltlich, sondern – sehr zum Leidwesen der heiligen Ärzte – am absoluten Limit des Honorarmaßstabes herumoperierten. Kein Wunder, dass sie das nicht so gut finden. Ansonsten fördern sie unvermindert weiter Essens Ruf als medizinischer Leuchtturm im Ruhrbistum!

Der fliehende Holländer

Das vermeintlich männlichste Organ, der Vorsteher und Abfluss-Stöpsel der männlichen Harnblase ist weiblichen Geschlechts – die Prostata. Dramatisch wird Prostatas Hang zum Weiblichen erst mit zunehmendem Alter, wenn die Testosteronproduktion nachlässt. Als Reaktion auf die auch vom Mann gebildeten weiblichen Hormone wächst der Stöpsel. Urologensprache: Prostatahypertrophie! Und das, wo doch alle anderen Organe schrumpfen! Schon eigensinnig, diese Madame Prostata!

In ihrer Sturm- und Drangzeit stand sie im Mittelpunkt des männlichen Geschlechtslebens und sorgte für Erektion und lustvollen Höhepunkt. Doch hat der anspruchsvolle Liebhaber auch nur einen Gedanken daran verschwendet, wem er das alles zu verdanken hat?! Für dieses Desinteresse rächt sich Madame Prostata im Alter: Nun steht sie nicht mehr nur der Blase vor, sondern auch dem Harnstrahl im Wege.

Beim Brüsseler »Männeken Piss« mag das komisch sein; für reifere Herren ist stotternder Harnstrahl, Nachträufeln, nasse Schuhspitzen eher lästig. Aus Lust wird Last, nächtliche Schlafunterbrechungen dienen nur noch Toilettengängen.

Noch dazu gestresste Blasenhalsmuskulatur zwingt zur Notwasserung. Peinlich im Parkett, wo sich zum »Fliegenden Holländer« auf der Bühne noch der Fliehende aus dem Publikum gesellt! Ältere »Ruhrsöhne« sollten deshalb bei Wagneropern Randplätze bevorzugen.

Präparate aus dem Kürbis sind der Prostata zwar morphologisch erstaunlich ähnlich, werden das »Müssenmüssen« nicht gleich im gewünschten Maße reduzieren.

Und was ist mit dem Sex, genauer, seiner optimalen Frequenz? Soll Mann es eher lutherisch oder lieber streng katholisch halten? Eine schwierige Frage, die man weltklug nur so beantworten kann: Auf keinen Fall Unterbeschäftigung! Denn alles, was staut, ist ungesund! Panta rhei; das wussten schon die Griechen. Der Rest hängt von Kondition und Training ab. Für die Vaterschaft gibt es spätestens seit Charlie Chaplin ohnehin keine sichere Deadline. Der hatte allerdings noch seine Prostata. Denn unten ohne ist Schluss mit lustig und Vaterfreuden!

Hackethal, einst das schwarze Schaf unter den Urologen, warnte, den harmlosen Haustierkrebs in einen Raubtierkrebs zu verwandeln, durch Gewebsentnahmen! Der Prostatakrebs ist inzwischen die Nummer 1 unter den männlichen Tumorerkrankungen.

Doch was kann »Mann« dagegen tun? Nun, Alter und Gene lassen sich nicht ändern, Hormone nur mit großem Risiko. Sicher ist, Madame Prostata mag keine dicken Männer und keine fettige, faserarme Kost! Steht auf Tee, speziell grünen, und Kaffee! Enthält massenhaft Antioxidantien wie übrigens – Gott sei Dank – auch das Gläschen Rotwein!

Ganz wichtig ist: Raus an die Luft! Auf jeden Fall Gassi gehen, am besten mit einem polyurischen Vierbeiner. Und dann regelmäßig Ultraschall und PSA. Die fördern immerhin 25 Prozent der Krebsfälle frühzeitig an Licht. Zu hohe Werte sind keinesfalls gleich Krebs! Darum nicht gleich immer die Stanze, regelmäßige Verlaufskontrolle! Das Risiko ist wie beim Fliegen, ganz selten ernst! Bei Operationen hilft seit kurzem der Assistent aus Edelstahl, der Prostata-Roboter! Er operiert präziser und schonender, potenzerhaltend! – Allerdings nur, wenn den Joystick ein erfahrener Urologe führt.

Dramatisch
darmartig

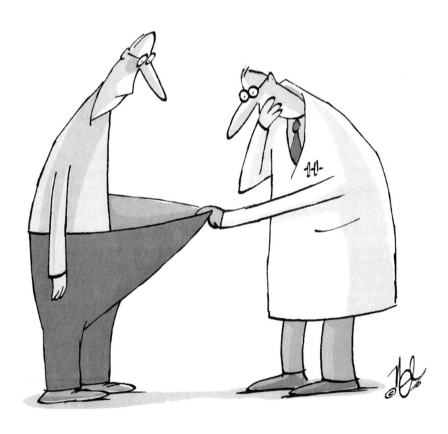

Von Glücks-
und Darm-Pilzen

Wissen Sie, was ein Glückspilz ist? Das ist einer, der eine Pilzvergiftung überlebt hat. Oder wer keine Pilze im Darm hat. Denn die sind wirklich heimtückisch. Wenn jemand unter unerklärlichen Kopfschmerzen, Prämenstruellem Syndrom oder ständiger Müdigkeit (besser bekannt als Chronic-fatigue-Syndrom) leidet und kein Arzt was findet, dann schlägt die Stunde der Pilzspezialisten. Naturverbundene Heilkundler finden immer welche! Schulmediziner sind als Pilzsucher längst nicht so begabt. Sie sehen sie einfach nicht im Wald voller Pilze und meinen dann voreilig und naiv: »Sie haben nichts!« Meist das Ende einer guten Arzt-Patientenbeziehung.

Pilze gehören zu den Spaltpilzen. Sie spalten die medizinische Lehrmeinung in zwei Lager. Die einen halten sie für harmlose Untermieter; die anderen für gefährliche Krankheitserreger, insbesondere von Krankheiten, an denen die Schulmedizin sich immer noch verzweifelt die Zähne ausbeißt: Schuppenflechte, Ekzeme und Migräne! Zu viel Süßes, raffinierte Kohlehydrate, die Unwiderstehlichen vom Konditor, seien schuld am üppigem Pilzrasen auf den Darmzotten und damit verantwortlich für das, was den Darm so unbeliebt macht: Durchfälle, Verstopfung oder Juckreiz am After. Und dann das Wichtigste, die Darmgase! Pilzprodukte, die den Bauch zur Trommel machen, Meteorismus oder Blähsucht nennt sich das. Das gespannte Zwerchfell wird förmlich in den Brustkorb gedrückt und bedrängt das arme Herz, Herzklopfen und Kurzatmigkeit, kurz, es kommt zum unangenehmen Roemheld-Syndrom! Heilmeteorologen empfehlen als Notfalltherapie eine Antipilz-Diät, die wiederum Gastroenterologen für puren Humbug halten.

Wie dem auch sei, eins steht fest, Pilze lieben Antibiotika. Kein Wunder – es sind ihre ureigensten Abwehrstoffe. Wir alle kennen Penizillin – »made by« Schimmelpilz. Wenn heute schon beim kleinsten »Hüsterken« gleich mit Antibiotika ran gegangen wird, ist das nicht ganz ungefährlich. Pilze fühlen sich regelrecht angefüttert und bringen vor allem die eigene Darmflora durcheinander, eine komplizierte Ökogemeinschaft. Unterstützen kann man sie durch Probiotika, nette hilfreiche Bakterien, die auch die Pilze in Schach halten.

Pilze sind überall; sie lieben auch unser Äußeres: Fuß- und Nagelpilze sind anhänglicher als uns lieb ist. Ärgern jeden zweiten Erwachsenen im Ruhrgebiet: »Lass jucken, Kumpel!«

Da lob ich mir doch die nächsten Verwandten, die Speisepilze, vitaminreich und köstlich, beileibe nicht infektiös, doch Achtung: Auch sie sind janusköpfig. Einerseits Hits von Gourmetmenüs, andererseits Beschäftigungsgaranten für ganze Intensivstationen. Der Fliegenpilz oder – noch schlimmer – der Knollenblätterpilz sind echte Killerpilze, hochgiftig und oft tödlich.

Doch was wären Edelkäse und erlesener Wein ohne Pilze, fleißige ökologische und önologische Heinzelmännchen, die machen den Geschmack. Dass sie dabei auch einmal radioaktives Caesium sammeln, haben sie selber nicht gewusst. Atompilze jedenfalls haben Geschichte geschrieben.

Aber bitte keine Pilz-Panik! Einem gesunden Menschen tun echte Pilze nichts, die wollen nur spielen.

Schillers
Schließmuskel

Ja, das kommt tatsächlich in Schillers »Räubern« vor: der Missbrauch des Mastdarms! Wer's nicht glaubt: 2. Akt, 3. Szene.

Die präzisen anatomischen Angaben verraten des Dichters wahre Profession: Er war Regimentsmedicus, hatte also Medizin studiert. Sein späterer Freund Goethe hatte es zwar in der Medizin nur zum Studienabbrecher gebracht, aber auch für ihn war der Darmausgang kein Tabu: Sein Goetz von Berlichingen erhebt ihn zum sprichwörtlichen Bestandteil der Weltliteratur! Kein Wunder: »Er möge mich am Nasenloch …« hätte wohl kaum die gewünschte Wirkung gezeigt.

Dabei sind, anatomisch betrachtet, beides Körperöffnungen – mit dem Unterschied, dass die Nase keinen Schließmuskel hat. Den hat der Darmausgang. Und was für einen! Seine extravaganten Besonderheiten gehen dem Darmeingang, alias Mund, völlig ab. Dennoch schwebt der in höheren Sphären, will mit seinem Pendant aber auch nicht das Geringste zu tun haben und redet von ihm, wenn überhaupt, nur im Kontext von Beleidigungen: »Du A…!«

Woran liegt's? Während die Analmuskulatur relativ eintönig klingt, schafft es die Mundmuskulatur auf die Bühne, singt dort Arien und deklamiert Monologe, begleitet vom Szenario der gesamten Mimik: mal Abscheu, mal Erstaunen, hier Freude, dort Verzweiflung und dann wieder Glück. Die perioralen Muskeln sind die Künstlermuskeln schlechthin. Ein entspanntes Lächeln vermag mehr als der angespannteste Bizeps.

Ach, die Lippen! Boten der Liebe sind sie. Wo sie sich zum Kusse öffnen, wird mancher Anbeter schlichtweg unmündig.

Für Ärzte ist aber auch die andere Darmöffnung, die am Ende, wahnsinnig interessant. Schon im alten Ägypten ließ sich mit ihrer Kenntnis Karriere machen. Der erste Arzt, Imhotep, war nämlich nicht etwa Psychiater, sondern Proktologe: Hüter des Ausganges des Pharao, eine lohnende Lebensstellung.

Da unten ist nämlich immer etwas zu richten bei hohen Herren mit thronender Tätigkeit – sei es nun Obstipation oder Hämorrhoidal-Thrombose. An Magengeschwüre kam man damals noch nicht dran, in den Mastdarm schon! Dabei steckt der Magen-Darm-Trakt voller lukrativer Schließmuskel. Da ist zum Beispiel der am Mageneingang, der die aggressive Magensäure an der Umkehr hindern soll, weil sonst die Speiseröhre sauer reagiert – mit Sodbrennen. Eine Volkskrankheit – wie der Reizmagen mit Völlegefühl bis zur Übelkeit. Schuld ist hier der Kollege am Ausgang, der Magenpförtner, der schon einmal die vorgeschriebenen Magen-Öffnungszeiten verpennt.

Am Schließmuskel der Harnröhre probieren sich weitere Jünger des Äskulap, die Urologen, verantwortlich für unbehinderte Wasserspiele. Gleich nebenan schauen die Gynäkologen der Gebärmutter auf den Mund, übrigens der stärkste aller Muskeln. Kein Vergleich mit den zart klimpernden Augenlidern oder einer betörenden Iris, obwohl auch sie zur Familie der Schließmuskel gehören.

Die bereits erwähnte Nase aber und auch das Ohr haben keine Schließmuskeln. Folglich ist das Ohr rund um die Uhr Lärm und Krach schutzlos ausgeliefert und kann beim »zu viel um die Ohren« nur noch zum Selbstschutz greifen: Hörsturz!

Dagegen ist Geruchsverlust eine reine Frage der Gewöhnung. In den Nasennebenhöhlen ist der Abfluss eine Fehlkonstruktion, die Heerscharen von HNO-Ärzten ernährt. Zuständig sind die auch für den schwächsten, aber talentiertesten aller Schließmuskel, den Kehlkopf. Ein »Organ«, das Opernbesucher verzaubern, Gesprächspartner aber tief verletzen kann. Drum merke: Ohne Schließmuskeln ginge die gesamte Kultur in die Hose.

Liselottes
Blähboy

Alles deutet daraufhin, dass Ludwig XIV., strahlender Sonnenkönig, das Opfer des Roemheld-Komplexes wurde. Das Krankheitsbild
wurde erst später beschrieben; aber gequält hat es Seine Majestät
ganz offensichtlich. Seine Bauchdecken wölbten sich prall und trom-
melförmig nach vorn und oben, Folge einer massiven Ansammlung
von Darmgasen, Meteorismus genannt, schmerzhafte Blähsucht.
Infolgedessen litten Majestät unter Zwerchfellhochstand, Verdre-
hung der Herzachse und Quetschung der Lungenflügel, erst recht
nach dem Mahle. Als Dessert eines mehrgängigen Barockmenüs
wurden Herzklopfen, Völlegefühl und Luftnot serviert, dazu gern
auch kollernde und plätschernde Darmgeräusche einer Art, wie
sie bei Staatsgästen zu Missverständnissen Anlass geben können.
Heerscharen von Leibärzten versuchten König mit Klistieren und Pur-
gieren vom Windjammer zu befreien. Vergeblich. Versailles blieb ein
Palast der Winde. Daher überall »paravents«, die Toilette hatte noch
keinen Anschluss an das bürgerliche Kanalnetz. Nur die Schwägerin
Liselotte, ihres Zeichens Herzogin von Orléans, fand einen passablen
Ausweg. Pfälzerin und naturverbunden, kannte sie die diabolischen
Folgen von Kraut und – landestypisches Leibgericht und Geheim-
waffe zugleich – Saumagen!
    Als späte Rache für die Verwüstung der Pfalz eben durch Lud-
wig XIV. wurde diese Waffe noch einmal beim Staatsbesuch François
Mitterrands eingesetzt – vom damaligen Kanzler Helmut Kohl, ebenfalls Pfälzer. Doch zurück zu Liselottes Rat, dem noch etwas voraus-
zuschicken wäre: Schon bei der Verdauung normaler Kost fallen rund
20 Liter Darmgase pro Tag an, viel mehr bei blähendem Kraut und
Hülsenfrüchten. Dass Darmgase schmerzhafte Windkoliken erzeugen – davon können Patienten mit Reizdarm Klagelieder singen, denn
ihre Darmschlingen kommen ganz schlecht damit zurecht. Wird auch
noch das Überdruckventil geschlossen, proben sie die französische

Revolution, die Erstürmung der Atmosphäre. Zum Glück wird das meiste über die Lunge abgeraucht. Doch ein guter Liter verbleibt im Darm und sucht sein Heil in der Flucht durch den natürlichen Ausgang. Doch davor stand und steht die Hofetikette, überall in Europa. Und wie lautete nun der Geheimtipp der Liselotte? Hier ist er, zum Vortrag in illustrer Runde freigegeben:

>*Ihr, die im Gekröse*
Habt Winde gar so schlimme
Gebt diesen Winden Stimme,
lasst gehen sie mit Getöse!«

Das nun sich erhebende Gelächter dürfte alles sonstige Getöse übertönt haben. Eine elegante Lösung, wären da nicht die olfaktorischen Nebenwirkungen! Obwohl die meisten auf geruchlosen Wasserstoff zurückgehen, sind sie doch unberechenbar, denn was da entweicht, weiß man erst hinterher. Es könnte sich auch um aromatisierte Prozessgase handeln, aus Methan und Schwefelwasserstoff. Produkte urweltlicher Bakterien, die nur im Darm noch überleben, wie »Methanobacter brevis Smittii« und »Sulfolobus«. Sie erinnern uns lebhaft, wie es in den Frühzeiten der Erdgeschichte einmal allenthalben gerochen haben muss. Da hier auch die beste Klimaanlage überfordert ist, hilft nur eines: vorbeugen.

Im Pott zu Potte

Das einfachste Geschäft von der Welt, meint man doch manchmal, ist »Hängen im Schacht«. Manche können nicht auf fremden Toiletten, manche essen einfach das Falsche, nämlich die westliche Stopfkost: »weich rein, hart raus!« Hinzu kommen zu wenig Trinken und Bewegungsmangel. Aber das ist nur die halbe Wahrheit. Kein Organ wird so oft verleumdet und misshandelt wie der Dickdarm. Er gilt als rustikal, unkultiviert und vor allem robust.

Aber wider Erwarten reagiert er sensibel auf Stress, Aufregung, time lag, Reisen, Ekel und Nahrungsumstellung. Wenn andere Organe kränkeln, leidet er teilnahmsvoll mit, besonders unter den zahlreichen Medikamenten, die deretwegen geschluckt werden und ihn häufig genug verstopfen. Schauen Sie doch mal in die Beipackzettel und Sie werden sich wundern.

Manche geraten in Panik, wenn sie einige Tage nicht zu Potte gekommen sind. Sie fürchten, dass giftige Darmgase nicht nur den Dickdarm zu Divertikeln ausbeulen, sondern dass vergärende Verdauungsschlacken und verpilzter Fäulnisschlamm eine gefährliche Autointoxikation in Gang setzt, die ihre Gesundheit bedroht.

Aber lassen sie sich beruhigen; dreimal die Woche ist noch normal. Dennoch meinen einige Dickdarmbesitzer, sie müssten ihn jeden Morgen dazu zwingen. Folge: ein riesiger Markt von Abführmitteln aller Art, manche davon weit gefährlicher als die Verstopfung. Es gibt wie gesagt keine normierten, sondern nur situative und individuelle Sitzpläne. Entscheidend ist dabei das subjektive Befinden. Wer sich bei »nur« dreimal pro Woche wohl fühlt, muss auch nicht öfter »können«.

Wenn die »Hartleibigkeit« allerdings unangenehm wird, wenn man sich »voll und unaufgedunsen« fühlt und den zu harten Stuhl nur durch starkes und langes Pressen quälend los werden kann, dann heißt es, die Arbeitsbedingungen seines am härtesten arbeitenden Mitarbeiters zu optimieren. Eine Darmgewerkschaft hätte schon längst dafür gesorgt, dass der Frühsportler seinen morgendlichen Kick bekommt, und zwar ein richtiges Frühstück in Ruhe! Und dann regelmäßige Mahlzeiten über den Tag. Ansonsten droht er mit Streik! Und morgens nicht gleich auf die A40 und außer Reichweite eines WC geraten. Denn wenn er dann möchte, muss er auch dürfen. Zusammenkneifen lässt ihn leicht einschnappen!

Sofern man dann noch glücklicher Besitzer eines Flachspülers ist, sollte man sich ruhig einmal die Bemühungen seiner Verdauungstätigkeit anschauen. Blutspuren, insbesondere in Kombination mit ungewollten Gewichtsverlust bedeuten, umgehend zum Arzt! Besser schon viel früher (ab ungefähr 45 Jahren, je nach familiärer Belastung) einmal vorbeischauen zur Vorsorge-Coloskopie (Dickdarmspiegelung), ein Kinderklacks gegenüber den Leiden eines zu spät entdeckten Darmkrebs. Und nicht vergessen, den richtigen Dickdarmtreibstoff: Biosuper, am besten vom Wochenmarkt: Ballaststoffe, Gemüse und Obst! Motto wie oben, nur umgekehrt: »Hart rein, weich raus!« Nur im Notfall auf Chemie ausweichen und am besten in Absprache mit dem Arzt. Höchstens als Starter einsetzen, auf keinen Fall auf Dauer, sie machen ihn abhängig und noch unwilliger.

Der Darm ist ein »Sensibelchen!«, also seien Sie nett zu ihm! Ein treuer Hund tut's am liebsten beim Gassi gehen und im Theater haben Sie auch kein Gedöns mit dem Gedärm.

Theaterdonner

Husten ist nicht die einzige Kakophonie im Konzertsaal – beileibe nicht! Auch das Kollern, Knurren und Blubbern aus einer nahe gelegenen Bauchhöhle kann unwillkommene Kontrapunkte zum Musikgenuss setzen. Und mitten ins geheiligte Pianissimo kann die Peristaltik scheinbar ungehobelten Gedärms ein peinliches Solo entsenden.

Dem Solisten namens Darm ist da kaum ein Vorwurf zu machen: Er tut nur seine Pflicht, indem er, für ihn angemessen und so einzig möglich, auf eine unsachgemäße Beschickung reagiert. Bei der chemischen Aufschlüsselung bestimmter Nahrungsmittel entstehen nun einmal mehr oder minder üppige Volumina von Darmgasen, die sich – nichts Böses ahnend – in Unkenntnis gesellschaftlicher Spielregeln den Weg ins Freie erkämpfen. Recht so, möchte man sagen, denn Unpässlichkeit macht Unbehagen. Klar aber auch, dass Herrchen oder Frauchen die Gase in der delikaten Situation kollektiven Schweigens zwecks Kunstgenuss heftig zurückweisen – wenn es sein muss, immer wieder.

Und es muss sein. Denn die physikalischen Gesetze kennen kein Pardon: Wieder hinauf gezwungen in die linke Dickdarmkurve werden die Gase binnen kürzester Zeit einen erneuten, verzweifelten Anlauf nehmen. Ein peristaltisches Drama in mehreren Akten, vor allem dort, wo Blähpotenz und Passagegeschwindigkeit eines Mittagsmenus nicht richtig einkalkuliert wurden. Dabei sollten doch wenigstens die Klassiker des Windjammers bekannt sein: Hülsenfrüchte (»Jedes Böhnchen gibt ein Tönchen«), Zwiebeln, besonders gebratene, dazu fast alle Kohlsorten und frisches Brot. Und wir können uns ja nicht benehmen wie im Bayerischen Biergarten. »So lange's Arscherl brummt, ist's Herzl gesund!« – eine Devise, die bei dem Genuss von Radi, Kraut und Weizenbier in Verbindung mit Gaudi und »Musi« durchaus ihre Berechtigung hat.

Was bläht, ist aber nicht nur der »Ballast«. Auch scheinbare Unschuldslämmer wie künstliche Zucker (etwa Xylit in Kaugummi) und Luftschlucken beim Reden und Pfeifenrauchen können Hochdruck verursachen. Also vor einem Konzertabend vorsorglich auf alles verzichten? Das schafft ein neues Problem: Ein leerer Magen benimmt sich nämlich wie ein malträtierter Dudelsack und protestiert ähnlich konzertant gegen das Leere-Gefühl wie der kollernde Darm.

Daher mittags vor der Vorstellung am besten etwas Leichtes, Hähnchen vielleicht oder einen Salatteller, oder am Theaterbuffet einen Toast mit Lachs oder französischem Käse genießen, dazu ein Glas Wein oder ein Glas stilles Wasser. So gibt es auch keine Knoblauch- oder Bierfahne, für den Nachbarn auch eine Zumutung. Und dann: nur noch genießen, unbehelligt vom Magen-Darmgedöns!

Zwischen
Leber und Milz ...

... passt immer noch ein Pils. Wie, Sie kennen die Kumpelregel aus dem Pott nicht? Dann haben Sie nicht so große Erfahrung damit wie die Leute hier. Doch stimmt das wirklich: Ist immer genug Platz für ein Pils zwischen den beiden Organen?

Zwischen Leber und Milz liegt der Magen mit seinem enormen Fassungsvermögen. Das brauchte er auch, als die Kumpels nach ihrer schweißtreibenden Maloche unter Tage die Flüssigkeitsdefizite literweise wieder ausgleichen mussten. Was natürlich am wirkungsvollsten mit einer Reihe von Bierchen, dem Volksgetränk Nummer 1, geschah. Aus der Gewohnheit wurde Tradition – geblieben auch ohne Malochen unter Tage. Ins Schwitzen kommen kann man schließlich auch in Konzernzentralen und Dienstleitungsbetrieben.

Aber warum muss es eigentlich Bier sein? Nun, der Gerstensaft kann eben mehr als nur den Durst löschen: Er schafft überhaupt erst die kommunikative Atmosphäre, in der erschöpfte Kumpels sich das sagen können, was bei Krach und Staub nicht geht. Und das ist im Pott immer schon ganz wichtig gewesen für das »Sich-Verstehen« einer bunt gemischten Bevölkerung, heute auch »Integration« genannt.

Schon die Urmenschen brauchten Bier, um mit gelockerter Zunge gemeinsam Wichtiges zu planen: die Nahrungsbeschaffung, die Jagd in Gruppen, Erfahrungsaustausch waren die Voraussetzung, um in der Steppe zu überleben und sesshaft zu werden. Am Anfang unserer Kultur stand also der Stammtisch, der »Think Tank« der Jagd-Kumpanen. Das Bier als Starterlösung des Fortschritts!

Der Alkohol, der durch die Gärung entsteht, ist eine dionysische Droge, die allerdings – wenn überdosiert – wie alles zum Gift wird. Bier ist aber Gott ist Dank so niedrigprozentig, dass es selbst bei größeren Trinkmengen noch längere, über weite Strecken durchaus effektive Kommunikationszeiten erlaubt. Der höherprozentige Kombipack mit Kurzen und Korn, in Hannover verbreitet als »Lüttje Lage«, ist eine Unsitte und verdammt gefährlich, besonders für die Leber. Die ist eigentlich ein sehr gutmütiges Organ, das brav für den Alkoholabbau sorgt. Allerdings stößt sie bei regelmäßigem Übergenuss irgendwann an ihre Auslastungsgrenze: Sie verfettet und verhärtet.

Auch die Milz gegenüber, ein Blutfilter für Keime und kaputte rote Blutzellen, arbeitet zuverlässig und mildtätig. Doch wenn die Leber verhärtet, schwillt auch sie an. Kein Wunder, wenn dann der Raum zwischen beiden Organen immer enger wird.

Ob jetzt wirklich noch das eine Pils dazwischen passt, hängt im Wesentlichen von der Anzahl der vorher getrunkenen ab. Richtig ist: In dieser Situation kann bereits das eine Pils den Tank zum Überlaufen bringen – mit üblen Nebenwirkungen. Lassen Sie uns beim nächsten Stammtisch darüber reden …

Alltags-pschyrembel*

Suchst du deine Kohlenhydrate?

DIÄT

Rage und Gage

Es gibt Wörter, die bringen Menschen in Rage. Beim Fußballfan ist es die Abseitsfalle, beim Gewerkschafter die Tarifautonomie, beim Bankkunden sind es die Peanuts. Sogar der Teufel, obwohl kein Mensch, soll ein solches Wort kennen: Weihwasser.

Neben den Reizwörtern für bestimmte Zielgruppen gibt es aber auch solche, die alle elektrisieren, und das sind meistens solche, die mit der Gesundheit zu tun haben. Der unschlagbare Hit ist und bleibt Cholesterin, der mystische Herzkiller. Cholesterin so tief wie möglich knüppeln, raunen sich die Dicken zu, wegen der Herzgesundheit! Doch ganz so plakativ ist die Wahrheit, wie fast immer im Leben, einfach nicht. Es gibt diabolischerweise zwei, LDL, das »böse«, und HDL, das »gute« Cholesterin und von dem kann man gar nicht genug haben! Also bei Cholesterinsenkern aufpassen, das sie nicht das falsche senken! Und außerdem: Nicht nur das »böse« Cholesterin ist gefährlich, genauso ist es der Bauchumfang, nur der ist kein Reizwort.

Medizinisches Reizwort Nummer 2 heißt Osteoporose. Was knöchern klingt, ist der Surrogat-Parameter für weibliche Vitalität und Attraktivität, denn die Knochendichte ist aufs engste mit den weiblichen Hormonen verknüpft. Von der notwendigen Knochendichte hängt die Stabilität des Oberschenkelhalses nicht weniger ab als die Grazie des Ganges. Mit täglicher Bewegung und richtiger Ernährung kann »Frau« gar nicht früh genug anfangen, denn Knochen vergessen nichts! Dass »Knochengurus« schon mal meinen, alles sei durch Hormon-, Mineralien- und Vitaminpillen zu ersetzen, ist sicher so nicht richtig.

Was den Damen die Osteoporose, ist den Herren der Schöpfung ein anderes Reizwort: PSA. Keine Skatrunde, bei der sein Wert nicht als Äquivalent für Manneskraft verbal gehandelt würde. Denn, so geht die Rede: keine Erhöhung, kein Prostatakrebs, also keine Potenzprobleme.

Und bei erhöhtem Wert? Dann ist guter Rat teuer: Punktion oder Zitterpartie?

Zwischendurch haben weitere Reizworte Konjunktur. So jüngst Vogelgrippe, zuletzt Schweinegrippe. Versehen mit dem Todeshauch von Pest und schwarzen Blattern, Reizworten aus dem Mittelalter, schaffte es die Vogelgrippe vorübergehend zum Schlagzeilenstar deutscher Medien. Wann haben wir den Zoo durch, fragt man sich?

Da tut es gut festzustellen, dass es auch positive Reizworte gibt. Zu ihnen gehört die sprechende Medizin. Jeder erwartet sie von seinem Doktor. Doch der bevorzugt häufig die »Bild gebenden« Verfahren, die man vielleicht besser »Geld gebende« nennen sollte. Denn mit den bloßen »Wort gebenden« Verfahren lässt sich zwar in 80 Prozent die richtige Diagnose stellen; aber sie sind nicht sonderlich wirtschaftlich. Wer wollte den Zeitaufwand mitfühlender Worte angemessen honorieren?

Und so hat sich der Trend zum ultraschnellen Ganzkörperbild mit ultrateuren und damit auch teuer zu honorierenden Gerätschaften entwickelt. Ganzheitlicher geht's kaum, und Kernspin wurde zum magischen Wort einer unfehlbaren Hightech-Medizin. Technisch ist mehr nicht drin, alles andere ist dann Vorsehung. Wieder so ein Reizwort, aber kein medizinisches.

Schnüffeldocs

Pferde übersprangen als erste Tiere die Hürde zur Humanmedizin: Rehabilitation mit einem »Therapietraber«, aber auch Seelentrost mit Schmusepferden, das bietet heute die Hippotherapie mit vorzeigbaren Erfolgen. In der Diagnostik sind allerdings die Spürnasen weiter. Als Lawinen- und Erdbebenhunde, später als Polizei- und Zollhunde gestartet, lässt sich ihr feiner Geruchssinn bei der Fahndung nach Drogen und Verbrechern nicht mehr wegdenken. Schon seit Jahren warnen die »Anfallssignal-Hunde« vor dem drohenden epileptischen Anfall von Herrchen. Portugiesische Wasserhunde schnüffeln sogar – wissenschaftlich bewiesen – die richtige Krebs-Diagnose heraus.

Rekordhalterin »Americas top dog« Isabelle gelang es, bei einer Jurorin ein Melanom im Frühstadium zu entdecken. Schon ein paar Tropfen Urin genügen den »Schnüffeldocs« und sie kommen einer Krankheit rechtzeitig – ganz ohne Labor und Röntgen – auf die Spur. Nicht zu vergessen ihre flächendeckende Bedeutung als Therapiehunde. Wer regelmäßig Gassi geht, lebt gesünder und länger.

Jonas verdankt bekanntlich einem Wal seine Rettung. Heute sind die kleineren Verwandten, die Delfine, als Rettungsschwimmer en vogue. Kinder mit Bewegungs- und Verhaltenstörungen bringen sie wieder ins richtige Fahrwasser. Kleinere Schuppenträger helfen den Dermatologen bei der Behandlung von Schuppenflechte; sie knabbern ganz schonend die kranken Hautpartien ab.

Und nun wird's echt tierisch: Blutegel gegen Thrombosen – erfolgreich auferstanden aus dem Mittelalter, ist ja noch vertretbar, aber Fliegenmaden? Auch die sind inzwischen zu »biologischen Mikrochirurgen« herangezüchtet und reinigen die Geschwüre an Diabetikerfüßen ganz ohne Staatsexamen und Skalpell, präziser und schonender als jeder Chirurg.

Würmer hat man jahrelang ausgerottet. Jetzt naht ihr großes comeback. Eier des Schweinebandwurms beruhigen den chronisch entzündeten Darm bei Patienten mit Morbus Crohn.

Auch die kleinsten Lebewesen lassen sich nicht lumpen. Gutartige Darmbakterien, sogenannte »Probiotika« (gesundheitsförderliche Darmkeime) stärken das Immunsystem. Wenn Mama sie schon in der Schwangerschaft nimmt, kann der Ausbruch von Allergien beim Baby verhindert werden.

Bakterien produzieren Gifte, die bei Muskelerkrankungen helfen, genmanipulierte Coli-Bakterien machen menschliches Insulin; alles unglaubliche Leistungen.

Und selbst die böse beleumundeten Viren machen sich nützlich und transportieren tumorvernichtende Chemotherapeutica.

Last but not least, bieten Echsen ihre Hilfe an. Ein Ferment aus der Zeit der Saurier, im Speichel von »Monster«-Echsen wieder entdeckt, verbessert die Wirkung des noch vorhandenen Insulins bei Diabetikern.

Kurz und gut: Was wäre die medizinische Forschung und Fortschritt ohne unsere nächsten Verwandten, die Tiere? Und was müssten die Kassen zahlen, wenn sie die tierischen Leistungserbringer nach humanmedizinischen Maßstäben honorieren müssten!

Was Mäuse, Maden, Delfine, Hunde, Pferde, Bakterien und Würmer leisten, ist übertierisch. Also drücken wir nächstes Mal die Pfote ein bisschen dankbarer, es könnte ein »Schnüffeldoc« sein!

Siegfrieds
(B)lindwurm

Siegfrieds Sieg über den Drachen, den Wagnerschen »bösen Wurm«, wäre heute keine Heldentat mehr, eher ein Verstoß gegen den Artenschutz. Aber sind wir nicht alle Siegfried: Gnadenlos und jahrzehntelang haben wir Band-, Spul- und Fadenwürmern den Garaus gemacht! Doch der Preis, den wir dafür zahlen, ist hoch: Die Allergien nehmen zu. Würmer haben nämlich auch ihr Gutes. Nachdem sich diese Erkenntnis durchgesetzt hat, werden neuerdings sogar Bandwurmeier in der Therapie von Darmerkrankungen einsetzt.

Die Einstellung geändert hat sich auch gegenüber einem anderen »Wurm«, präziser, einem wurmförmigem Anhängsel des Dickdarms, dem *appendix vermicularis*, vulgo Blinddarm. Er stand kurz vor der operativen Ausrottung. Schon der bloße Verdacht auf »Appendizitis« pflegte die Siegfrieds unter den Aeskulap-Jüngern, die Chirurgen, auf den Plan zu rufen. »Im Wurm steckt oft der Wurm«, hieß es, und bevor er Eiter in die Bauchhöhle speien konnte, wurde er lieber liquidiert.

Bei so viel dramatischer Potenz, die der Blinddarmentzündung innewohnt, ist es fast unverständlich, dass ihr bisher noch kein Opernheld erlegen ist. Stattdessen bleibt es auf der Bühne beim klassischen Tod durch Mord und Totschlag, oft in Tateinheit mit Eigentumsdelikten. Seltener sind Suizide und ganz selten Tuberkulose à la Bohème.

Dabei hätte es auch der Wurm verdient, besungen zu werden. Interessant genug ist er: Selbst Ärzte wissen nie so genau, wo er steckt. Er haust nämlich beileibe nicht nur brav und den Lehrbüchern folgend in der rechten unteren Bauchhöhle; nein, auch hinter dem Dickdarm oder der Gallenblase kann er wie ein echter Lindwurm lauern, und selbst die linke Seite ist nicht vor ihm sicher. Also Vorsicht mit »Schmerzen im rechten Unterbauch«! Und Übelkeit und Erbrechen, die klassischen Leitsymptome, können auch eine banale Durchfallerkrankung imitieren. Da braucht es das »Händchen« des erfahrenen Chirurgen, um zu entscheiden, wann umgehend operiert werden muss.

Einfach so und auf Verdacht operieren, wie das mancherorts noch geschieht, gerät zunehmend in die Kritik. Denn in dem »nicht lebenswichtigen« Relikt der Evolution haben Immunologen inzwischen den »Abwehrdrachen« erkannt, eine Art Gralshüter unserer Gesundheit. In Zeiten der Cholera bietet er der eigenen Darmflora eine Art Refugium. Ist die nämlich einmal durcheinander, drohen Reizdarm, Rheuma oder so unangenehme Darmerkrankungen wie Morbus Crohn und Colitis ulcerosa. Alle bekannten rund 100 Billionen Keime können sich in dem Würmchen natürlich nicht verstecken; aber eine Art »mikrobiologische Arche Noah« ist der Blinddarm schon.

VIP-Organ
und Underdog

Ohne Herzensangelegenheiten, ohne das Spektakel, das dieses Organ bei Liebe und Affären veranstaltet, wäre die Bühne relativ langweilig. Ohne Magen, das fällt keinem Zuschauer auf, ebenso geht es ohne Milz, Blinddarm oder Niere! Nierentransplantation – reine Routine. Darüber verliert heute keiner noch ein Wort, aber über die eines Herzens, insbesondere bei Promis, wird immer noch exklusiv berichtet.

Kein Wunder, das Herz rangiert in der medizinischen Organhierarchie an erster Stelle, das VIP-Organ Nummer 1, was prompt auf die zuständigen Fach-Ärzte abfärbt. So fühlen sich die Kardiologen – berechtigt oder nicht – als die VIPs unter den Weißkitteln. Was ist dagegen schon ein Darmdoktor oder gar einen Nasennebenhöhlenforscher?

Dabei ist der Darm das älteste und sozialste Organ des Körpers, kümmert er sich doch um Wohl und Wehe aller anderen Organe. Unverständlich, dass er in der Hackordnung das Schlusslicht ist, hämisch als längstes Lustorgan der Erde betitelt. Seine Beschickung mit Speis und Trank wird zwar ausgiebig auf der Bühne in Szene gesetzt, doch was danach kommt, davon schweigt des Sängers Höflichkeit! Keiner hat seiner segensreichen Tätigkeit bisher eine Arie gewidmet. »Oh Magen, oh Darm!«

Wenigstens die Schmetterlinge im Bauch hätten einen solchen Vers verdient. Doch mit diesem burlesken und ungehobelten Underdog lässt sich eben schlecht Glamour erzeugen. Dabei verdanken ihm viele Sänger ihren künstlerisch wertvollen Resonanzkörper, ohne den sich Pavarotti beileibe viel schwerer getan hätte.

Weit entfernt von der Unterwelt des Gedärms, hoch oben im luftigen Brustkorb, liegt der Palast des Herzens. Hier arbeitet geräuschlos und feinfühlig ein sensibler Hohlmuskel. Hochgelobt von Dichtern, Musikern und Religionsstiftern als Sitz der Seele, des Lebens, der Ethik und der vornehmen Gefühle, herzzerreißender Inhalt von unzähligen Minneliedern, Gedichten und Schlagern. Kardiologen fühlen sich gleich mitbesungen, noch dazu, wo sich unter ihnen die bestaussehenden Damen und Herren der Zunft finden lassen. Und auch die Patienten merken den feinen Unterschied. Wer sich einen Herzinfarkt zulegt, kann sich des Imagevorsprungs seines höchstrangigen Organs sicher sein, neidvoll beäugt von allen, die sich mit lästigen Blasenkathetern und Entsorgungsbeuteln beim künstlichen Darmausgang herumschlagen müssen.

Daher nimmt es nicht Wunder, dass es speziell zwischen Magen-Darm-Ärzten und Kardiologen oft zu angespannten Verhältnissen kommt. Nicht ganz unerklärlich, denn merkwürdigerweise sind echte Herzschmerzen kaum von banalem Sodbrennen (im englischen sinnigerweise »Heartburning«) zu unterscheiden. Das wissen die Kardiologen schlau zu nutzen. Schon aus Sicherheitsgründen immer erst einmal ein Herzkatheter. Kein Wunder, dass wir darin Weltmeister sind! Alle anderen Organe sind da anspruchsloser. »Wer seinen Magen in Ordnung gebracht hat, hat alle anderen Organe in Ordnung gebracht.«, meinte Pythagoras, vor allem auch sein Herz!

Die richtige Magenbeschickung könnte 80 bis 90 Prozent aller Herzkrankheiten verhindern. Bewährt hat sich die herzhafte Mittelmeerkost: Ein Glas guten Chiantis verstärkt noch die Cardioprotektion! Salute cordiale!

69

»Wahlverwandte«
Fettsäuren

»Wahlverwandtschaften« vergleicht Goethe mit chemischen Bindungen. Nicht umsonst, Bindungen sind mal stark, einfach oder doppelt, und sogar wechselhaft. Die zwischenmenschliche Chemie gleicht den Bindungsmöglichkeiten der Fettsäuren. Fettsäuren kennen sogar ein Sättigungsgefühl, jenen wohligen Zustand nach gelungener Ressourcen-Ergänzung.

Doch was nach chemischer Spielerei klingt, entscheidet über unser Wohl und Wehe. Alle Fette, von der guten Butter über die Margarine bis zum Raps- oder Olivenöl, bestehen aus einzelnen Fettsäuremolekülen. Die wiederum aus Kohlenstoffatomen, die zum Gruppensex neigen, sie verbinden sich zu Ketten. Das Ende der Kette nennt sich frömmelnd »Omega«, der symbolträchtige letzte Buchstabe des griechischen Alphabets. Ihre Bindungen sind wie gesagt variabel; die häufigste Bindungsform zwischen zwei Kohlenstoffatomen ist zugegebenermaßen die »Monogamie«, die Einfachbindung. Vorteil: Die freibleibenden Bindungen können sich zum Trost mit Wasserstoff-Atomen »sättigen«. Aber es gibt auch Sicherheitsfanatiker, die gehen mit dem Nachbaratom eine »Doppelbindung« ein. Für Wasserstoff gibt es nun keinen Platz mehr; die Fettsäure ist »ungesättigt«, wie die Biochemiker sagen.

Die »Bigamie« kann dafür die Position in der Kette wechseln. Omega-3-Fettsäuren haben die ungesättigte Doppelbindung an Position 3, vom Omega-Ende her gesehen, die berühmten Omega-6-Fettsäuren analog an Position 6. Genial einfach, aber unglaublich wichtig! Fettsäuren stricken nicht nur die Zellmembranen, sie sind auch als Botenstoffe unterwegs. Omega-6-Fettsäuren sind Brandverstärker, Omega-3-Fettsäuren Feuerlöscher der Entzündung.

Der Körper verfügt leider nicht über das Patent zur Eigensynthese für ungesättigte Fettsäuren, was Fische und Pflanzen mit links machen. Bleibt nichts anderes übrig, wir müssen sie verspeisen. Aber besser nicht die »gesättigten Vierbeiner-Fettsäuren«, das würde bedeuten, Öl ins Entzündungsfeuer zu schütten. Bei Rheuma und Arteriosklerose gar nicht vorteilhaft.

Dass Fromme die Finger vom gefährlichen Schweine- Cholesterin lassen sollten, steht schon im Alten Testament und im Koran, nicht ohne Grund! Die Innenwände der Blutgefässe vertragen das nämlich gar nicht. Lediglich Omega-3-Fettsäuren können das wieder gut machen; selbst bei Herzrhythmus-Störungen haben sie sich bestens als Anti-Klopfmittel bewährt!

Kein Wunder, dass die griechisch-orthodoxen Kreter keine Herzprobleme haben trotz des höchsten Fettverbrauchs in Europa. Noch dazu, wo sie nicht wie bei uns an jeder Ecke ein Herzkatheter-Labor stehen haben! Dafür steht aber auf jedem Tisch eine Flasche goldglänzenden Olivenöls. Darin warten die wohltätigen ungesättigten Fettsäuren auf knackige Salate, Gemüse oder auf die mit Mittelmeerkräutern gegrillte Doraden. Für diese unbezahlbaren Rezepte sollte man ihnen eigentlich die Schulden erlassen. Mit den gesunden Fettsäuren geht aber auch an der Ruhr, von Duisburg bis Dortmund kann man griechisch-römisch gesund satt werden. Versuchen sie es mit den »Ungesättigten«!

Gallensteins Lager

Auf manchen chirurgischen Stationen häufen sich Steine: Gallensteine. Beutelweise lagern sie auf den Nachttischen und werden stolz jedem Besucher präsentiert – als doppelter Beweis, einerseits für unglaublich tapfer ertragene Koliken, andererseits dafür, dass der Chirurg das Richtige herausgeholt hat. Schließlich hat man schon von den tollsten Verwechslungen gehört.

Doch wie kommen die Steine in die Blase? Genauer: in fast zehn Millionen Gallenblasen? Denn betroffen sind 15 Prozent unserer Bevölkerung, bei den über 80-Jährigen gar 50 Prozent.

Schuld sollen die fünf ›F‹s sein: Familie, Frau, fruchtbar, fett und über forty, sprich 40.

Wie aus Gallenflüssigkeit ein kleines braunes Steinchen wird, erklärt das noch nicht. Es interessiert aber, denn so eine Gallenkolik ist mit das Schlimmste an Schmerzen, was einem passieren kann, und geht deshalb auch mit Schweißausbruch, Übelkeit und Erbrechen einher.

Zwar kommt der Gallensaft aus der Leber; aber die wird aus dem Darm beliefert. Im und nach dem Zweiten Weltkrieg, als hierzulande gehungert wurde, gab es kaum Gallensteine. Erst mit der Fresswelle des Wirtschaftwunders besiedelten sie wieder die Gallenblasen. Ja, jetzt vermuten Sie richtig: Auslöser sind meist fett gebratene Speisen; rohe Möhren jedenfalls nie.

Wenn Omi also weiter so kocht wie in den fetten 1950ern und ihre Hüfte nur noch bis zum Fernseher bewegt, wenn die Kinder groß sind, der Hund tot und die weiblichen Hormone gewichen, dann rollen sie an, die Steine. Bei einigen Indianerstämmen, aber auch in manchen mitteleuropäischen Familien, gehören sie zum Erbgut. Die übersättigte Gallenflüssigkeit klumpt zu Cholesterinsteinchen zusammen, die dann immer größer werden. Es gibt richtig stattliche Steine – wahre Solitäre, die man glatt als Klunker am Hals tragen könnte.

Nun ist es schlauen Chemikern inzwischen gelungen, die Zusammensetzung des Gallensaftes durch Bärengalle so zu optimieren, dass es nicht mehr zur Steinbildung kommt. Die bärenstarke Galle verhindert nicht nur neue Steine; sogar kleinere können sich wieder auflösen – sofern sie nicht zu verkalkt sind.

Wenn alles, was morgens Spaß macht – duftender Kaffee, ein goldgelbes Frühstücksei oder etwa belgische Sahnepralinen – die äußerst schmerzhaften Koliken im rechten Oberbauch auslösen, hilft keine Chemie mehr; dann wird es Zeit für eine Operation – was im Zeitalter der Knopflochchirurgie in der Regel jedoch kein Problem ist. Es sei denn, die Biester sind in den Gallengang gerollt, wo sie einen Gallenstau auslösen können. Geht der Stau bis in die Leber, ist die Gelbsucht perfekt. Die wiederum ärgert die empfindliche Bauchspeicheldrüse. Und hat die sich erst entzündet, ist endgültig Schluss mit lustig. In seltenen Fällen müssen Zauberer mit der Diagnose Gallenblasenkrebs rechnen.

Für alle, die »Rolling Stones« lieber mit Musik verbinden als mit ihrem Innenleben, lautet deshalb die Devise: Klopfen die Gallensteine zu häufig an, nicht zu lange warten! Dann gehören sie auf den Nachttisch.

Und jetzt wollen Sie natürlich noch wissen, ob Wallenstein Gallensteine hatte. Was soll ich sagen? Man weiß es nicht. Aber so viel ist bekannt: Gestorben ist er daran nicht.

Mephisto und die Chirurgen

Nicht nur Prof. Brinkmann aus der Schwarzwaldklinik, auch sein echter Kollege, der Herzchirurg Prof. Barnard, sahen verdammt gut aus. Die anderen Fachrichtungen und Feld-, Wald- und Wiesenärzte waren dagegen graue Mäuse. Wer kennt noch den Internisten oder den HNO-Arzt aus der Schwarzwaldklinik? Ich erinnere mich jedenfalls nicht. Die netten TV-Tierärzte sind die einzigen, die mithalten können.

Gut aussehen fällt nicht jedem Medicus in die Wiege wie Prof. Barnard. Kein Wunder, dass er nicht nur Herzen transplantierte, sondern sie auch reihenweise eroberte! Aber stimmen diese Klischees? Sehen Chirurgen wirklich besser aus?

Das sollte eine spanische Jury bestehend aus drei Ärztinnen und fünf Krankenschwestern herausbekommen. Zwölf Chirurgen und vierzehn Allgemeinmediziner, alles Männer, stellten sich den kritischen Augen von Jurorinnen. Im ersten Durchgang wurden bekannten TV- und Film-Doktoren begutachtet und prompt, wie nicht anders zu erwarten, erhielten sie die besten Wertungen. Doch an zweiter Stelle kamen dann schon die echten Chirurgen, und danach erst, weit abgeschlagen, die anderen Fachrichtungen. Woran liegt das?

Nun, Chirurgen brauchen Mut. Das wussten schon die Maya-Priester. Mut ist eine Charaktereigenschaft. Selbstsicherer und damit mutiger wird man durch günstigere Körpermerkmale. Und tatsächlich, die Damen nahmen Maß, Chirurgen sind höher gewachsen – im Schnitt rund 7 cm – als die Allgemeinmediziner. Unterstützt werden sie durch hochhackige Holzclogs, die ihnen weitere imponierende Zentimeter bringen. Größe verschafft Ansehen und Autorität – und nicht nur in den Augen der PatientInnen, auch in denen der OP-Schwestern, jenem wichtigen Pool, aus dem sich gern die späteren Chirurgengattinnen rekrutieren. Allgemeinmediziner dagegen wirken schon deshalb kleiner, weil sie oft schwer an der Last von Stethoskopen tragen und noch schwerer an dem oft nicht abzuwendenden Schicksal ihrer Patienten, besonders dort, wo kein Chirurg mehr helfen kann.

Goethe, das Universalgenie, ein Semester lang »stud. med.« in Straßburg, hat das Urteil der Jury vorweggenommen. Mephisto macht dem unschlüssigen Abiturienten faustisch Mut: »Ihr seid doch ziemlich wohl gebaut, an Kühnheit wird's euch auch nicht fehlen, und wenn ihr euch nur selbst vertraut, vertrauen euch die anderen Seelen.« Überzeugt strahlt der junge Studiosus zurück: »Das sieht schon besser aus, man weiß doch wo und wie!«, hatte das erste Testat mit »sehr gut« bestanden und wurde erfolgreicher Chirurgicus!

Eine große Nachtmusik

Fast jeder hat nächtens einen neben sich: Die Hälfte der Menschheit besteht aus Schnarchern. Ein Volksleiden fürwahr, aber nicht etwa nur eines des einfachen Volkes. Sogar ein veritabler Gott lässt sich unter den Schnarchern finden: Dionysos, altgriechischer Gott des Weines. Und auch Künstler wie Johannes Brahms, Wissenschaftler wie Albert Einstein oder Staatsmänner wie Winston Churchill waren bekennende Schnarcher.

Das Problem des Schnarchens ist seine hohe Phonzahl, die einem vorbeidonnernden Güterzug durchaus vergleichbar ist, nur dass wir es hier mit immer wiederkehrenden Güterzügen zu tun haben. Da wird jeder noch so tief Schlafende irgendwann wach. Kein Wunder, dass die nächtliche Ruhestörung Beischläfer zur Verzweiflung bringt und Ehen entzweit.

Dabei kann man noch nicht einmal den Partner beschimpfen, denn Schnarchen absolut unbeabsichtigt. In der Tiefschlafphase wird die Rachenmuskulatur so schlaff, dass die Zunge tief in den Schlund rutscht. Als Ergebnis muss sich die Atemluft so am Gaumensegel vorbeiquälen, dass dieses hörbar im Winde flattert.

Begünstigt wird das Alles durch eine verstopfte Nase oder die Rückenlage des Schläfers. Auch der manchmal beträchtliche Leibesumfang der Ehemänner gehört zu den Freunden und Förderern der Schnarchbereitschaft, besonders in Verbindung mit dem nicht ohne Grund dionysisch genannten Weingenuss. Schnarchen ist oft der Finalsatz in der Sinfonie des Genusses.

Seit Jahrhunderten versuchen Frauen, ihre Schnarcher ruhig zu stellen: Die Tricks reichen von Masken mit Kinnlederriemen, Unterkiefer-Mundprothesen und Nasenspangen bis zum Weiten der Nasenflügel. Sogar Kanonenkugeln sind schon erprobt worden: Während des Unabhängigkeitskrieges wurden sie in die Rückfront der Uniformjacke eingenäht – im Kampf gegen die schnarchanbahnende Rückenlage.

Gestresste Gattinnen im alten Europa haben statt zu Kugeln schon zu Schaumstoffkissen oder Tennisbällen gegriffen – mit gemischten Erfolgen.

Das Schnarchkonzert ist aber nicht nur lästig für den Hörer, sondern auch potentiell gefährlich für den Verursacher. Dann nämlich, wenn es zu plötzlichen Generalpausen, der Schlafapnoe, kommt. Damit ist nicht zu spaßen, denn mit dem versiegenden Atemstrom ist die Sauerstoffversorgung für Herz und Hirn gefährdet. Die sensible Gattin hat also allen Grund, sich angesichts ungewohnter Stille erst recht aus den Träumen reißen zu lassen.

Als Sofortmaßnahme empfiehlt sich die vorübergehende Umbettung des Schläfers in ein Schlaflabor. Hier werden die Schlafpausen aufwändig analysiert und die Gattin hat endlich einmal ihre Ruhe. Allerdings oft nicht lang. Echte Apnoe-Schläfer kommen mit einer Hochdruck-Atemmaske zurück, die künftig des Nachts das Gaumensegel am Flattern hindert. Der Gatte kann nun nicht mehr als verschnarcht bezeichnet werden, doch dafür zischt es im Schlafzimmer …

Bevor es also so weit kommt und der Geliebten angesichts eines Maskenträgers jegliche erotische Anwandlung abhanden kommt, sei den Herren empfohlen, ihren Leibesumfang zu verringern. Am besten abends leben wie die Griechen und mit »Hektor« noch mal Gassi gehen. Das berühmte eine Glas Rotwein ist davon nicht betroffen. Also dann, eine geruhsame Nacht!

Im Land
des Lächelns

Geld macht nicht wirklich glücklich, meinte Heinz Rühmann, Essens berühmtester Filmschauspieler. Und das meinen auch andere Ruhris, vorzugsweise die mit weniger Geld.

Angeblich liegt es ja auf der Straße; Leute wie ich finden da aber meistens nur einzelne Cent-Stücke. Auch so ein Fund kann jedoch glücklich machen, wie alle wissen, die noch einen Glückspfennig besitzen. Wie glücklich muss da erst ein geknackter Jackpot machen! Aber denkste! Immer wieder hört man Geschichten von unglücklichen Pott-Knackern!

Da muss die Frage erlaubt sein: Was macht denn wirklich glücklich? »Gärtnern, Blumen züchten und Rasenmähen,« meinen die Engländer: My home is my castle und ich bin darin der King! In Essen glaubhaft im Stillen Winkel auf der Margarethenhöhe. Ein Siedlungshäuschen mit Sonnenblumen und Wäschespinne – was braucht der Mensch mehr! Einen Lamborghini etwa? Wo doch der Astra in der Garage steht und auch reinpasst! Statt Reetdach in Rantum ein Camping-Anhänger am Stausee und Carolinensiel statt Karibik! Kinder statt ... – ja, sie sind laut Umfrage die wahren Glücksbringer der Deutschen!

Doch wie entsteht Glück überhaupt? Wo in unserem Körper? – Im Kopf natürlich! Glück ist Chemie, sagen die Neurophysiologen. Endorphine sind das Morphium aus hirneigener Herstellung. Auslöser für Kuschel- und Konzertgenuss. Masur und Mutter können dieses Fass spielend anzapfen – und in der Essener Philharmonie die Glückgefühle »reihenweise« auslösen. Woanders geht das aber auch. Nachweislich beim Joggen oder bei positiven Sozialkontakten. Wer im Vereinigten Königreich beim Guinness mit dem Nachbarn lacht, kann sich das Joggen sparen: Beides macht »high«! Klappt aber genauso gut mit Stauder! Im heroischen Selbstversuch bestätigt.

Liegt hier der Grund für so manches Unglücklichsein: Man quatscht zu wenig miteinander? Aber wenn das so ist, wie lange soll man denn?

Die Briten haben herausgefunden, mindestens eine Stunde pro Woche muss es fürs Glück schon sein. Die elf Minuten am Tag, in denen sich deutsche Eheleute laut Statistik verbal austauschen, addieren sich in der Woche tatsächlich auf etwa eine Stunde – ein Hoffnungsschimmer am Scheidungshorizont!

Auch telefonieren mit Freunden kann man natürlich, am besten Flatrate. Aber es reicht noch viel weniger – auch wenn etwas Überwindung dazu gehört: Jeden Tag einfach einen Fremden unbefangen anlächeln. Klappt garantiert und ist ein ganz heißer Tipp für die Kulturhauptstädter von der Ruhr. Denn es kostet nichts und bringt viel. Denn – so Heinz Rühmann, geboren im Essener Handelshof: »Lächeln ist das Kleingeld des Glücks.« Viel Glück mit dem Rezept!

Theater-
medizin

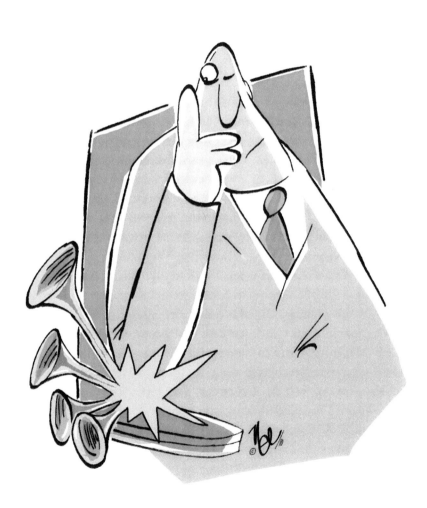

Gitarren-Nippel
und Cello-Hoden

Bei Rampenlicht stellt sich oft eine unerwünschte Nebenwirkung ein, das Lampenfieber: Kloßgefühl, Unruhe, Schwitzen, Zittern, Herzrasen, Stimmversagen – für die Künstler, die darin stehen. Literweise Adrenalin schüttet der »Sympathicus« ins Blut: Höchstform bitte sehr! Dabei ist das Lampenfieber noch die harmloseste aller Musikerkrankheiten. Wenn noten- und taktgenaues Blasen, Schlagen, Streichen und Zupfen von Klangkörpern die erwünschten Luftverwirbelungen auf das Trommelfell der Zuhörer transportieren, reden die Kritiker von subtiler Anschlagskultur und emotionaler Strichführung.

Doch davon, was hinter all den pastellfarbenen Passagen, schöpferischen Schattierungen, köstlichen Klangflächen, zauberhaften Diskantrieseln und geschliffenen Miniaturen steckt, sagen sie nichts: jahrelanges, intensives Training. Harte Arbeit, gesundheitlich nicht irrelevant: Musikergelenke, Sehnen und Muskeln, einseitig strapaziert und überfordert. Hier verdrillt ein Scercando rhythmisch die Wirbelsäulen von Cellisten und Geigern; dort wird ein Rondo zum Rotatorium für Oberarmkopf und Schultergelenkspfanne und endet in einem schmerzhaften Rotatoren-Manschetten-Syndrom, dem Tennisellenbogen der hohen Streicher. Waghalsige Vivace-tempi lassen Bandscheiben prolabieren. Stakkati und Allegri quetschen die Nerven und Gefäße unter dem Schlüsselbein, Konzertante Capricios den Nerv am Handgelenk; Thoracic outlet- und Carpaltunnel-Syndrome drohen. Zum Glück hat sich wenigstens der »Cello-Hoden« als ein Medizinerscherz herausgestellt. Nicht so der »Gitarren-Nippel«, die gereizte Brustwarze der Gitarristen. Bläser dagegen haben Anblasneurosen, weil sie den ersten Ton verfehlen könnten. Eine unglückliche Lippenkräuselung stresst mehr als eine minutenlange vollwangige Wagnerfanfare. Bläsern drohen gar Kieferverschleiß, Lippenlähmungen, Tinnitus und Hörsturz. Davor schützt zwar die

EG-Arbeitsschutzrichtlinie Lärm; aber ob das reicht für die zart besaitete Streichergruppe, denen sie ihm Genick sitzen? Und die Sänger? Sie fürchten Stimmbandknötchen und Lungenüberblähung. Und dann droht auch noch äußere Gewalteinwirkung. Denn die Opernbühne ist ein Abenteuerspielplatz mit wackeligen Kulissen und unsichtbaren Gräben. Der Speer des »Klingsor« kann sich tödlich verirren, der »Bettelstudent« vom Balkon stürzen. Zerbrochene Stimmgabeln zieren dann die Grabsteine. Selbst mit Verletzungen ist nicht zu spaßen. Beim Papageno mag ein Oberschenkelgips ja noch lustig sein; aber Zinkleimverband und Schwanensee? Eher nicht.

Zu den leiblichen Gefahren kommen die für die Seele: Die Bretter bedeuteten vielen nicht die Welt, herrschen dort nicht Konkurrenzdruck und Erfolgszwang, Neid und Eifersucht. Manch einen mag da die »Oberbergener Bassgeige« trösten. Doch die sensible Schnittstelle Mensch/Instrument erfordert mehr als ein gutes Glas Wein: zum Beispiel Physiotherapie, funktionale Integrations-Spiraldynamik, Atem-, Sprech- und Stimmtherapie, Phonochirurgie – »Musikermedizin« eben. Sieht ganz so aus, aus könnte das »Medical Valley Ruhr« durch die Kulturhauptstadt hier noch ein weiteres feines Instrument herausstellen.

Gattendämmerung

Wenn's dämmert im Zuschauerraum, sinkt schon oft bei den ersten Takten der Ouvertüre, sanft so manches männliche Haupt nach vorn, um von der gerade erreichten Brust rhythmisch im Minutentakt wieder nach oben zu schnellen. Ein Wogen und Wiegen, Gattendämmerung.

Mal kurz weg zu nicken, ist heute eigentlich keine Schande mehr. Ist auch schon ganz anderen, sogar historischen VIPs passiert, wie weiland dem späteren römischen Kaiser Vespasian. Damals war das allerdings nicht so ungefährlich. Sein Theaternickerchen hätte er beinahe mit dem Leben bezahlt. Auf der Bühne sang nämlich kein geringerer als der amtierende Kaiser Nero. Und das dauerte bekanntlich Stunden und Abende lang. Wer da einnickte wurde meist in der Arena von wilden Tieren geweckt. Heute gilt das Schließen der Augen insbesondere beim »Adagio sustenuto« durchaus als gesellschaftsfähig und kulturkompatibel, lässt es auf einen besonders konzentrierten Kunstgenuss und Kompetenz schließen. Wer bemerkt da schon das sanfte Hinübergleiten in Morpheus Arme?!

Wenn allerdings der Oberkörper des Kunstentrückten in gefährlicher Schieflage dem Dekolleté der Nachbarin zu nahe kommt oder sollte sich gar ein entspanntes Gaumensegeltremolo einstellen, dann muss die für die Etikette zuständige Gattin eingreifen. Ein liebevoller, aber deutlicher Rippenstoß sorgt dann für eine längere Rückkehr ins Wachbewusstsein. Aber auch die krampfhaften Gedanken an die teure Parkettkarte haben manchen Kampf gegen den Theaterschlaf gewonnen.

Theaterschlaf ist eindeutig männlich dominiert. Hartarbeitenden Managern wird verständnisvoll die anstrengende Woche oder der Jetlag der letzten Reise in die neue Welt nachgesehen. Das schwache Geschlecht meidet dagegen in der Öffentlichkeit alle Situationen des Kontrollverlustes. Ob Theaterschlaf nun schicklich ist oder nicht, ist unter anderem eine Frage der Länge, er ist auf jeden Fall ein Wundermittel für das Aussehen und die Kondition in der gesellschaftlich relevanten Pause, beim eigenen Auftritt! Um mitreden zu können, muss man fit und hellwach sein. Die aktuelle Theaterkritik, treffende Kommentare zu den wechselnden Partnerschaftskonstellationen anwesender Persönlichkeiten, zu deren Mode und Schmuck, übernimmt selbstverständlich die stets wachsame Gattin, während der Gatte zusammen mit ebenfalls aufgeweckten Kulturkumpeln die nächste Schlafanbahnung mit einem gepflegten Stauder einleitet. »Cosi fan tutte«, alles andere steht sowieso morgen in der Zeitung.

Handys Hinrichtung

Entspannt das Konzert genießen, das gelingt nicht immer. Plötzlich im Pianissimo ein bekanntes Handysignal aus dem Parkett. Immer impertinenter zwängt es sich zwischen die perlenden Bach-Läufe, hängt sich frech an den Schwanz jeder Note, bringt sie gnadenlos zu Fall. Da, das nächste Pianissimo, der Eklat. Die Hände des Pianisten erstarren abrupt über der Tastatur. In das tonlose schwarze Loch triumphiert nun siegreich das Solo des Handys.

Murmeln, Scharren und Knacken der sich verdrehenden Wirbelsäulen und Stühle. »Machen Sie das Handy aus« ringt es sich nach Sekunden der Erstarrung aus der tief atmenden Pianistenbrust mit den versteinerten Händen. Doch es zirpt weiter …

Wie sollte sie es ausmachen? Frisch erstanden hatte sie es ganz unbefangen in die Handtasche gesteckt, nichts Böses ahnend. Das Handy hatte sich ja auch ganz ruhig verhalten wie ein braver Hund zu Frauchens Füßen. Und jetzt, es muss doch eigentlich gleich, gleich, von allein aufhören! Herausnehmen und ausmachen, niemals, dann würde sie mit gnadenloser Gewissheit als Besitzerin geortet, enttarnt, blamiert – undenkbar! Also Totstellreflex, Feuer im Gesicht, Herzrasen, Panik!

Jetzt, jetzt würde es aufhören, bestimmt, aber nein, es plärrt und plärrt. Der Pianist, die Hände immer noch über der Klaviatur eingefroren, dreht nun langsam wie ein Geschützturm den Kopf mit versteinerter Miene zielsicher zu ihr herüber, assistiert von hunderten Augenpaaren. Sie bündeln sich zu einem Radarstrahl, der ein U-Boot geortet hat, das nun der Versenkung ausgeliefert ist. »Raus«, zunächst ein leises, dann ein raues, lauteres, ein zweites und drittes, dann ein Chor, fortissimo: »Raus!« Das Scherbengericht nimmt seinen unerbittlichen Lauf: »Raus! Raus!«

Eine junge schwarzgekleidete Frau zuckt elektrisiert vom Sessel empor, flieht hastig die Stufen zum Ausgang empor: »Steinigt sie, steinigt sie!«, hört sie. Nur noch raus, runter vom Blutgerüst, ins Foyer, mit letzter Entschlossenheit reißt sie zitternd das Handy aus Tasche und strauchelt dabei über die Füße des Türstehers, das zeternde Handy schießt ihr aus der Hand, schlittert die Treppe hinunter, um mit einen letzten erbärmlichen Klagen abrupt und endgültig zu verstummen. Der Türsteher schließt sanft die Tür hinter ihr, das Urteil ist vollstreckt. Bach perlt wieder rein und wohl temperiert, das Tuscheln verebbt, man lehnt sich beruhigt und genüsslich zurück, die Köpfe geneigt; zufrieden. Die sterblichen Einzelteile des frechen Handys landen zitternd im Abfalleimer.

Das Hohe Lied
des Musikknochens

Besitzansprüche an einer gemeinsamen Sessellehne regelt kein Gesetz und kein Knigge, auch nicht in Theatersesseln. So werden aus Berührungsängsten nicht selten Berührungsprobleme, da allein schon die anatomischen Gegebenheiten der Sessel-be-sitzer eine verträgliche Nutzung des trennenden Gestells in aller Regel verhindern. Ein Bodybuilder-Bizeps nimmt sich automatisch das Recht des Platzhirsches. Eine Berufung auf ältere Besitzansprüche, eine Art »ius primae sedis«, ist da schwer durchzusetzen.

Doch zum Verdrängungswettbewerb kommt es vornehmlich unter Männern. Damen vermeiden eher jedwede unnötige Tuchfühlung – es könnte ja als »anlehnen« missverstanden werden. Für die Anmache namens »füßeln« gibt es noch kein Korrelat für die obere Extremität.

Da man in der Oper keinen Laptop dabei hat, an dem man sich festhalten könnte, wird das Operntäschchen zum Notfallset. Griffbereit zuoberst; die respiratorische Soforthilfe: Spitzentaschentuch und Hustenbonbon. Darunter Opernglas, Schlüsselbund, Geldbörse, Lippenstift, Deo und Handy (»Hilfe, ich habe es doch hoffentlich ausgeschaltet!«), bei Vorsichtigen auch Pfefferspray oder ein Präservativ – alles für männliche Augen hier nur ausnahmsweise offen gelegt.

Statt mit dem Innenleben von was auch immer sind Männer derweil mehr mit »ihrer« Sessellehne als der Außengrenze ihres Reviers beschäftigt, und die wird natürlich verteidigt. Schließlich ist sie nicht nur Eckpfeiler des Selbstbewusstseins, sondern wichtige Stütze für den Fall, dass das schwerer werdende Haupt auf dem Ellenbogen gelagert werden muss.

Doch Obacht: Ist die Lehne schmal und rutschig, ziehen sich der Oper Arien oder des Schauspiels Monologe zu lange hin und tritt dann unweigerlich ihre sedierende Wirkung ein, naht die Gattendämmerung! Was für Unkundige wie künstlerisches Entrücktsein wirkt, ist meist nichts anderes als der erquickende Theaterschlaf des recht-

schaffenen Mannes. Schon nutzt der Bizeps die Gelegenheit zur wohligen Erschlaffung, der Vorderarm gleitet ab und prallt dann gern so
unglücklich auf die schmale Holzkante, dass der Nervus ulnaris mit
einem elektrischen Schlag antwortet.

Der kleine Paukenschlag des so genannten Musikknochens, der an
der Außenkante des Ellbogengelenks entlang läuft, ist ein so künstlerisch begabtes Skelett-Element, dass ihm dringend mal mindestens ein
Scherzo gewidmet werden müsste. Denn manchen Opernabend hat
dieser »Knochen« schon gerettet, indem er den gerade noch gefährlich
an der Schnarchgrenze Herumlaborierenden schlagartig putzmunter
gemacht und für längere Zeit in die Wirklichkeit der Bühnenwelt
zurück katapultiert hat!

Figaros Hochzeit

Gerade wohlig in den Samtsessel gesunken, den fantastisch freien Panoramablick auf die Bühne genießend, naht das Unglück: Das blonde Haargebirge einer Sitzriesin besetzt ausgerechnet direkt in der Reihe davor das zentrale Blickfeld; in die verbleibenden seitlichen Netzhautabschnitte wippen obendrein zarte Straußenfedern. Ein Meisterwerk an Sichtbehinderung, fest gesprayt ohne Chance auf Volumenverlust.

Da lob ich mir die zuschauerfreundliche kleine Glatze daneben, die nur das Scheinwerferlicht reflektiert. Das Haupthaar des Mannes, evolutionäres Abschreibungsobjekt, ist ein stolzes Bekenntnis zur Kulturförderung. Frauen fördern da lieber ihren Haarwuchs; für sie ist die Frisur Kult. Kein Schönheitsideal, keine Kultur ohne Frisur. Welch betörende Wirkung weiblichen Haaren zugetraut wird, beweisen die Kopftuch-Kulturen.

Premieren- und Eventfrisuren sind daher Hochzeiten für Figaros und Stylisten. Gewünscht wird eine Komposition aus konservativer Festlichkeit und kecken Modetrends, umflort vom Reiz der Jugendlichkeit, egal ob lässig hochgesteckt, lang, glatt und glänzend oder romantisch überzuckert durch Ton-in-Ton-Strähnen. Staatstragende Turmfrisuren haben ausgedient. Selbst die Kanzlerin hat die haarigen Probleme mit der eigenen störrischen Opposition schließlich auf dem Kopf gezähmt.

Aber Vorsicht bei Schonfärberei! Eine vom Altersdurchschnitt abweichende Haarfarbe wird Politikern angekreidet. Altkanzler Schröder ließ mit Rechtsmitteln klären, er sei nicht gefärbt. Jahre sind seitdem vergangen – und er ist es immer noch nicht! Hier haben wir es entweder mit einem Wunder zu tun oder mit der Überzeugung, dass Waschen mit rückpigmentierenden Shampoos keine Färbung ist.

Frauen haben es da leichter. Ein kecker Schnitt macht oft jünger als Farbe oder Wasserstoffsuperoxid. So ein Garçonschnitt à la Victoria Beckham kann nicht nur trendy aussehen, sondern auch Auge und Dekolleté samt Schmuck endlich von der haarigen Ablenkung befreien – dazu seine Trägerin von der Angst vor der Sturmbö auf dem Weg zur Philharmonie und den Hintermann von der Sehbehinderung.

Heparin für Lohengrin

Poleposition für Pausenpils und Garderobenpelz ist der Platz am Rand. Noch dazu erlaubt er, als Letzter zu kommen. Doch es ist genau umgekehrt: Die in der Mitte sitzen, kommen immer zuletzt. Gelegenheit für den Außenposten, »tout le monde« an sich vorbei schrubben, wabern, stolzieren oder stolpern zu lassen. Sich zu erheben, eigentlich ein Muss für den Herren, insbesondere, wenn eine Dame naht! Für Damen ein Kann, determiniert von der Länge ihrer Oberschenkel oder der erogenen Morphologie ihrer Kniescheiben.

Doch mit welcher Körperfront soll man/frau defilieren? Egal, wie man sich entscheidet, es bleibt so oder so delikat. Während junge Frauen eher mit der Rückfront vorbei schnüren, nutzen die weltläufigen Brünhildefiguren eher die vordere Kontaktzone mit Blickkontakt und einem verschmitzten »'Tschuldigung!«, wenn sie einem gerade mit ihren hochhackigen Absatz in die Großzehe bohren.

Wer also seine neuen Lackschuhe vor Malträtierungen schützen will, sollte sich zu einem altägyptischen Schrägsitz entschließen. Doch Vorsicht, Loriot schlägt in diesem Fall das einfache Hochklappen des Sitzenbleibers vor! Übrigens ein Vorschlag, der beim Bestuhlungsabstand in modernen Musentempeln durchaus überlegenswert erscheint, ist er doch inzwischen so eng wie in der Holzklasse eines Ferienfliegers.

Daher empfiehlt der Theaterarzt bei Wagneropern die auf Langstreckenflügen bewährte Thrombose-Prophylaxe, vor »Lohengrin« Heparin! Die bereits Antikoagulierten (Marcumarisierten) sollten jedwede Verletzungsmöglichkeit tunlichst vermeiden, da es sonst zu heftigem Blutverlust, nicht nur auf der Bühne, kommen kann.

Beim Defilée kollidieren unweigerlich zwei Grundrechte miteinander, das der freien Entfaltung der Persönlichkeit mit dem des Datenschutzes. Denn beim unvermeidlichen Eindringen in die 30 cm Bannmeile der Privatsphäre springt unwillkürlich das olfaktorische Frühwarnsystem an.

Die Nase funktioniert auch im Dunkeln. Der Duft von Mottenkugeln verrät unweigerlich die Häufigkeit des Kulturgenusses. Die schwere Süße mancher Damendüfte korreliert mit dem üppigem Hüftumfang, der wiederum den guten Zustand der Koronarien und die Vitalität der Duftenden verrät.

Beim Vorbeigleiten mancher »haute couture«-Stoffe kommt es zu überraschenden elektrostatischen Entladungen, die aber nicht falsch interpretiert werden sollten, es muss nicht gefunkt haben. Der Bauchäquator gewichtiger Herren kündigt sich oft durch die Bugwelle eines deftigen Aftershaves an – Achtung, Amputationsgefahr für Ihre Knöpfe – doch eine zu starke ausweichende Rückwärtsbiegung gefährdet andererseits Ihre Bandscheibe, Einklemmungsgefahr! Doch alles kein Grund zum Klagen, hat man alle durchgelassen, kann man absolut sicher sein, zu einer Thrombose kommt es vor der Pause nicht!

Freischütz'
Hochsitz

Artgerecht in die Tiefgarage des Opernhauses einzuröhren, macht noch richtig viel Spaß. Aber dann beginnt des Dramas erster Akt. Wie aus dem »Erdgeschoss« rauskommen? Sportwagen sind sitztechnisch Liegestühle auf Rennreifen. Kein Problem bis Anfang 40. Aber dann streiken die Bandscheiben, Opfer intensiver Schreibtisch- und Golftätigkeit. Den engen Rock aus der Horizontalen herauszuschälen verlangt regelrechte Entbindungstechniken, voraussetzt, dass der Begleiter das Gefährt bereits verlassen konnte.

Da lob ich mir das bequeme und elegante Herabgleiten vom Hochsitz eines Geländewagens, Wildbret- und Waffentransporter in einem, kultig dazu. Die Züchtung immer stärkerer Motoren endet doch sowieso im nächsten Stau auf der A 40, sinnvoller ist daher die Entwicklung einer altersadjustierten ergonometrischen Karosserie. Beim Landrover gelungen und mit ein Grund für seine steigende Beliebtheit auch auf der Balz geradezu ideal. Keine Frage, auch Max Freischütz wäre garantiert damit lieber in die Wolfsschlucht eingefahren. Ist leider noch keinem Regisseur eingefallen!

Die steigende Zahl dieser mobilen Jagdgehilfen bei den gereifteren Opernfreunden belegt den Vorteil beim Wechsel vom Hochsitz in den Orchestersessel. In vielen Opern ist die Jagd sowieso offen, warum also nicht mit frischer Losung eines 16-Enders am Reifen die anwesenden Weidmänner und Edeltreiber beeindrucken.

Doch dieses Gefährt hat seine Tücke – mit der Lücke. Die Parkboxen einstmals für die bescheidenen Schmalspur-Limousinen der 1980er Jahre bemessen, reichen nicht für den mobilen Hochstand. Beim Einparken zwischen zwei Artgenossen kann selbst eine elektronische Einparkhilfe äffen. Daher sollte die des Einparkens kundige Gattin beim hindernisfreien Einschnüren helfen. Vorher die Spiegel anklappen. Um das eigene Aussteigen halbwegs unbeschadet zu gestalten, empfiehlt sich von vornherein die Heckklappe, muss aber vorher trainiert werden, denn der Notausstieg hat keine Leuchtstreifen am Boden! Denn Achtung, das geringste Touchieren ruft den mit Nachtsicht-Opernglas Bewaffneten hinter der nächsten Betonsäule ansitzenden Besitzer auf den Plan! Kratzer am Lack, da neigen Opernfreunde zur Selbstjustiz!

Sind diese platzhirschrechtlichen Parkhindernisse überwunden, beginnt die Pirsch zur Garderobe, wo überall listige Quereinsteiger auf eine günstigere Schussposition lauern. Heckenschützen auch am kalten Buffet. Rehrücken an Preiselbeeren, ein Muss, ansonsten könnte der leere Pansen Carl Marias Jagdszenen auf Hochwild mit urweltlichen Tönen untermalen. Auf keinen Fall Jagertee, Abbauzeit steht im Missverhältnis zur Spieldauer! Außerdem sollte der erfahrene Jägermeister noch Stauraum lassen für des obligate Premieren-Stauder! Ein Muss,- beim Samiel!

Die Husten-Symphoniker

Wer kennt es nicht: dieses Kitzeln im Hals, das sich im nächsten Augenblick in ein explosionsartiges Luftröhren-Stakkato verwandelt und jedes zarte Flötensolo glatt in der Luft zerreißt! Der biologisch sinnvolle Hustenreflex – im Konzertsaal wird er zum Fiasko! Leider ist der Husten in unseren Musentempeln nicht der einzige akustische Störfall. Kaum weniger nervend sind tirilierende Handys, pfeifende Hörgeräte und knisternde Bonbontüten, nur nicht so häufig. Und nicht so erschütternd: Beim Husten fühlen sensible Trommelfelle 100 Phon! Für Dirigenten und Solisten sei das größte Unglück »ein Publikum, das hustet«, so übereinstimmend Riccardo Muti und Alfred Brendel. Beide können ein Lied davon singen. Auffällig ist: Die Kunstschaffenden selbst husten nie. Und wenn einmal ein Sänger infektbedingt, also schicksalhaft, von einem Hustenanfall übermannt werden könnte, wird es noch vor der Ouvertüre vom Dirigenten feierlich im Rampenlicht verkündet. Das banale Stakkato passt so wenig zum Belcanto (deutsch: Wohlgesang) wie der Druckfehlerteufel zur guten Zeitung. Auch im gesamten großen Orchester hustet niemand. Das liegt am Adrenalin, einem Hormon, produziert bei maximalem Stress, das Störreize völlig unterdrückt. Es erweitert nämlich ganz nebenbei auch die Bronchien.

Beim Publikum liegt der Fall genau anders herum. Da kommt mit der Musik die wohlige, die ersehnte Entspannung. In der Höhlenzeit, als der böse Wolf den Menschen wirklich noch fressen wollte, bedeutete Entspannung Schutzlosigkeit und damit höchste Gefahr. Wehe, wer da im falschen Moment gehustet hätte! Die Lektion sitzt tief, auch im Hirn des Konzertbesuchers von heute. Da ist sie also, die Angst vor dem archaischen Reflex, den man mit aller Willenskraft unterdrücken möchte, während der Reiz im Hals stärker und stärker wird, bis der Hustenstoß ausgerechnet beim Harfensolo siegreich durch die Stimmritze hinaustrompetet.

Hat aber der erste Verlierer im Kampf gegen die Reflexe den Weg erst einmal freigehustet, gibt es kein Halten mehr: Es beginnt die gefürchtete Kettenreaktion des Entspannungshustens, gern missbraucht von Trittbrett-Hustern, die als Promis geortet werden wollen. Hinter dem Phänomen Konzerthusten steckt also ein komplexes Kausalnetz, das sich nicht einfach mit Hustenbonbons aus der Welt schaffen lässt. Kein Wunder, dass schweizerische Hustenbonbons in einem Feldversuch der Kölner Philharmonie kläglich versagt haben. Was also tun, wenn's im Halse unausstehlich kratzt und kitzelt? Taschentuch oder Ärmel wirken zwar etwas schalldämpfend; besser aber hilft, sich dosiert in den Oberarm zu kneifen. Der so erzeugte Konkurrenz-Reiz soll den Hustenreiz löschen – haben Psychologen herausgefunden. Noch besser: Schon vor dem Konzert entspannen! Ein bisschen heiterer Smalltalk kann Geist, Nerven und Bronchien schon einmal lockern, bevor es losgeht. Oder was glauben Sie, warum in Pausen nie gehustet wird? Sage ich doch: Das Theater mit dem Husten beginnt im Kopf!

Mozarts
Marzemino

Premierenpause mit Pils oder Schampus hat Tradition. Bei Langstrecken-Opern sollten Sie allerdings die meteoristischen Nebenwirkungen der kohlensäurehaltigen Schaumweine einkalkulieren: Das Überdruckbäuerchen kann, wo es unterdrückt wird, zum Problem werden.

Die meist eher bescheidene Weinauswahl in den Musenbistros veranlasst anwesende Weinkenner immer wieder, von überragenden Aldi-Schnäppchen zu schwärmen. Rechtzeitig, zum Kulturhauptstadtjahr passend, naht endlich eine Alternative zum inflationären »Pinot Grigio« und »Merlot«: eine önologische Sensation aus dem schönen Südtirol. Selbstredend aus biologisch-dynamischem Anbau mit mondphasengerechtem Schnitt, und – man höre und staune – mit »Bach«-Ausbau. Nicht Bachblüten werden verschnitten, wie Sie vielleicht vermuten könnten, nein, reihenweise werden die Fässer mit dem Brandenburgischen Konzert Nr. 5 beschallt! Was dem Wein zu einem wohltemperierten Bouquet verhelfe. Bachfans schmecken den Unterschied – davon ist der Konzertküfermeister überzeugt.

Sollten Sie sich als Pausensnack zum Wildlachsschnittchen aus der Heimat Peer Gynts entschließen, ist »white wine with the fish« nicht mehr obligat. Es tut auch ein Rotwein; doch trocken sollte er schon sein. Sicher im Sinne Mozarts; der war nämlich Rotweinkenner! Lässt er doch seinen Don Giovanni den »Marzemino« aus Rovereto in den höchsten Tönen loben: »Versa il vino! Eccellente Marzemino!« Nicht ohne Grund ist er der Lieblingswein der Salzburger Erzbischöfe.

Wein gehört zur Kunst des Lebens. Leben wie Gott in Frankreich? Ob es Bordeaux, Beaujolais oder Burgunder sein sollte, ist reine Geschmacksache. Hauptsache Rotwein! Denn in ihm steckt ein flüssiger Schutzheiliger für die vom Luxus geplagten Organe, das Resveratrol, ein Polyphenol mit geradezu genialer Wirkung. Fettzellen begehen Selbstmord, der Blutdruck sinkt! Es gibt auch keinen »Weinbauch« – im Gegensatz zum teutonischen Bierbauch. Also, Kunstfreunde, im nächsten Urlaub in die Heimat von Carmen, Mimi und Donna Anna reisen!

Die kulturellen Feuchtgebiete

Das leckere Pils vor der Vorstellung hat einen entscheidenden Nachteil, es will wieder raus – und zwar meistens zur Unzeit. Sprich mitten im 2. Akt. Nach Magen- und Nierenpassage landet es dort, wo schon der Nachmittagskaffee einen Ausbruchsversuch geplant hat – in der Blase. Doch das letzte Liebesduett zieht sich. Der sanfte Druck im Unterleib schaukelt sich auf zu einem drangvollen Tsunami – endlich Vorhang! Doch so schnell ist man nicht »vor Örtchen«! So privilegiert der Orchestersessel auch sonst sein mag, eine Notwasserung wird durch die Mitbewerber aus dem Parkett, insbesondere die mit Dauerkathetern, zum Martyrium. Im Treppenhaus lauern elegant spiegelnde Marmorstufen, zusammen mit glatten Ledersohlen und heimtückischen Bifokalgläser ein Walhalla für den Oberschenkelhals. Glücklich im Souterrain droht die Kollision mit der wartenden Damenschlange.

Da kommt schon ein bisschen Stolz auf wegen der gefühlten entsorgungstechnischen Überlegenheit der männlichen Harnröhre, die bekanntlich in allen Raumachsen schwenkbar deutlich bequemere und vor allem kürzere »turn-around«, sprich Entleerungszeiten ermöglicht. Voraussetzung für Bierzeltbesuche, abgesehen von ungeduldigen Welfenprinzen.

Natürlich gibt es Fundamentalisten unter den Sitzpinklern, die sich auch außerhalb der häuslichen Hoheitsgewässer streng an die weibliche Position halten. Übrigens: Machten das alle gut erzogenen Ehemänner, ginge nichts mehr. Doch der Löwenanteil tut es sozialverträglich wie die alten Römer öffentlich im Stehen. »Mann« ist ja schließlich unter sich. Denkt man! Doch wenn die weibliche Notdurft zu groß und die Pause zu kurz, kommt es plötzlich zum Sturm auf die letzte Männerbastion. Panikgetrieben drängt die Damenriege ohne Rücksicht auf die sonst als exhibitionistisch gebrandmarkten Stehpinkler auf die jetzt von den Sitzpinklern freigegebenen Kabinen. Sei's drum, Männer sind eben tolerant und hilfsbereit. Umgekehrt,

»Mann« würde garantiert unter empörtem weiblichen Schmähungen und Handgreiflichkeiten in Handschellen abgeführt. Außerhalb dieser Krisenzeiten kann sich der linientreue Mann ganz der Lenkung seines Harnstrahls widmen. Doch die kollateralen Spritzschäden insbesondere der feuchte Fleck unter dem Becken zeugen von der bekannten männlichen Fehleinschätzung des Sicherheitsabstandes. Das Problem das letzten Tropfens harrt noch der Lösung. Dessen Endlagerung in der Unterbekleidung lässt sich auch nicht durch Veits- und Ringeltänze verhindern, meistens wird nur die automatische Wasserspülung vorzeitig ausgelöst, was wiederum spritzt! Reduzieren lassen sich die Feuchtgebiete nur, wenn Verhaltenspsychologen und Porzellandesigner den Jagdtrieb der Männer auf das Zentrum des Markenpissoirs lenken, wo eine von namhaften Künstlern handgemalte »Musca domestica« männlichen Geschlechts (sonst Diskriminierung!), in ihrem natürlichen Biotop ohne Rücksicht auf ihre Balz ganzjährig zum Abschuss freigegeben ist. Treffgenauigkeit könnte man zeitgemäß auch mit dem Ertönen von Grönemeyers Hymne belohnen. Dann geht man ganz anders wieder rauf zu Händel und seiner Wassermusik.

Verrichtungsboxen
für Fußballfans

Immer nur Bayern-Brezel in der Pause! Fantasielos, noch dazu schäd-
lich! Die groben Salzkörner aus Bad Reichenhall sind absolut ungesund für viele Hochofen-Hypertoniker. Die Beine schwellen an,
theaterärztlich auch bekannt als »Rheingold«-Ödeme, weil sie auch
für die unklare Gewichtszunahme nach einem Wagner-Marathon
verantwortlich zeichnen. Förderlich ist das Salzgebäck nur dem Bier-
durst und der konsekutiven Polyurie (häufiger Harndrang), die dann
immerhin den Vorteil hat, Nierensteine schon im Embryonalstadium
auszuschwemmen. Wenn schon Salz, dann bitte heimisches von Zeche Zollverein.
Ist viel kultiger! Und bitteschön als Pausensnack die heimischen
»Pommes rot-weiß«, zumindest im Kulturhauptstadtjahr. Und im
Jahr der Fast-Fußballweltmeisterschaft endlich auch für Fußball-
fans, was für Raucher schon Gewohnheitsrecht ist: eigene Verrich-
tungsboxen! Auch sie möchten in den langen Wagner-Pausen ihrem
Hobby frönen dürfen mit Lärmschutzwand und Breitwand-TV in
HD-Technik, claro!

Die Pommes dürfen natürlich mit! Dekoriert mit den jeweiligen
Vereinsfarben, versteht sich! Neben rot-weiß also auch »currygelb an
schwarzer Sojasoße« oder mit »königsblauem Gorgonzola« überba-
cken. Wir sind doch nicht blöd!

Pommes sind Kult, um nicht zu sagen: Kultur. Der »Pommesführer«
von Henning Prinz gehört darum direkt neben das Navi. Wahlweise
mit von-Manger-Stimme, »der sacht, wo et lang geht«. Nämlich zu
den 50 besten Pommesbuden der Region, alle ausgezeichnet mit bis zu
vier »Pommes-Sternen«.

Idealer Begleiter ist der eigens von Prinz entwickelte Pommespiek-
ser, 17 cm lang, versenkbar, wahlweise aus Kruppstahl von Widia (bloß
kein Pseudo-Krupp aus Württemberg!) – »für die wahre Qualität zu
testen«. Denn Fettfinger am Glas, auch anne Bude, iss unmöglich!

Das Frittierfett entscheidet übrigens über Leben und Tod; darum sollte man immer drauf gucken. Anthrazitschwarzes von »umme Ecke« ist echt krebserregend. Besser goldgelb mit mehrfach ungesättigten Fettsäuren aus natürlichem, auf keinen Fall transgenem Raps und nur bestäubt von Ruhrpottbienen ohne Migrationshintergrund. So sieht das Brutzelfett für Pommes-Sterne aus. Wie man eigentlich von ungesättigtem Fett satt werden kann, daran wird an der Uni Duisburg-Essen geforscht – gefördert mit Mitteln der Europäischen Union.

Und was dazu degustieren, bitteschön? Muss ja nicht immer Pils sein, bloß weil man im Pott ist. Auch Wein geht, aber der richtige, »Barrikadenausbau« ohne Dekantierzwang (Platzmangel inne Bude!). Oder doch lieber gleich Champagner wie auf'm Kudamm? Warum denn nicht! Vielleicht sogar der Rote aus den neuen Bundesländern. Die vielen Gäste aus Meck-Pomm fühlen sich dann gleich wie zu Hause!

Doch im Opernfoyer kriegste die nicht, die leckeren Kartoffelstäbchen – bis jetzt. Haben alle Angst vorm Ketchup aufm weißen Spoiler. Und das nennt sich dann Kulturhauptstadt ...

Danksagung

Mein Dank gilt in erster Linie denen, die uns mit Ohrenschmaus und Augenweide beglücken, ihnen, den Künstlern, begnadeten, aber auch zerbrechlichen Menschen.

Herzlich danken möchte ich auch der Herausgeberin der RUHR REVUE, vormals Essener Revue, Frau Dr. Dagmar Gaßdorf, die mir beim Übersetzen meines Medizinerlateins in den »Medizinkolumnen« des Kulturhauptstadtmagazins entscheidend geholfen hat.

Kultur und Medizin machen Menschliches sichtbar und versuchen auch zu beweisen, dass »Lachen die beste Medizin« ist.

Herzlichen Dank auch dem Kollegen Dr. Stratmann, dem ersten überregionalen »Lacharzt« mit bundesweiten Therapieerfolgen.

Ebenso gilt mein Dank dem Klartext Verlag, den Geschäftsführern Dr. Ludger Claßen, Stefan Zowislo und ihren Mitarbeitern für Lektorat und Herstellung.

Dr. Helmut Förster

Die Autoren

Dr. med. Ludger Stratmann

wurde 1948 in Verl geboren.

Er begann seine Karriere beim Theater 1994 mit der Gründung des »Stratmanns Theater Europahaus« in Essen. In der Theaterszene ist er allgemein als »der Arzt« bekannt und nimmt in seinen wechselnden Programmen die Menschen im Ruhrgebiet und deren Marotten aufs Korn. Seinen Doktortitel erhielt Stratmann bereits 1985, als er an der Ruhr-Universität Bochum in Medizin promovierte. Bis zur Gründung seines Theaters und seiner darauf folgenden Bühnenkarriere praktizierte Dr. Ludger Stratmann in Bottrop als Allgemeinmediziner.

Dr. med. Helmut Förster

wurde 1941 in Helmstedt geboren.

Sein Abitur und seine Ausbildung zum Internisten absolvierte er in Düsseldorf; Promotion in Zürich. Später praktizierte er in verschiedenen Krankenhäusern – unter anderem als Chefarzt. Er erhielt den »Gesundheitspreis NRW 1995« für die »Diabetes Nachtklinik« in Essen.

Nebenbei war er regelmäßig als Theaterarzt tätig und ist seit 2001 festes Mitglied bei der MedicalContact AG in Essen. Förster verfasst medizinische Kolumnen für die RUHR REVUE und das Deutsche Ärzteblatt. Ehrenamtlicher Spezialist für die »Startbahn Ruhr« und Bürger der »Ruhrstadt«.